天下文化
BELIEVE IN READING

心念自癒力

突破中醫、西醫的心療法

許瑞云 鄭先安——著

推薦序

一念轉，生無量痊癒力

林欣榮（花蓮慈濟醫院院長）

行醫四十多年來，我一直非常努力的在治療難症、罕病的新藥，以及再生醫學細胞治療的研究上，只有一個目的，就是幫助病人減輕病苦。但，我也發現有許多病人深受找不到病因之苦，甚至有些人即使針對病因治療了一段時間，身體不適的症狀卻依然無法獲得改善，這時我常會建議病人，要不要試試「能量醫學」？

事實上，現代醫療除了中、西醫之外，尚有許多分支，就是我們常聽到的自然醫學、能量醫學、心念醫療等等；《心念自癒力》是花蓮慈濟醫院能量醫學中心主任許瑞云醫師和副主任鄭先安醫師共同撰寫的新作，兩位醫師在多年行醫過程，透過神經醫學、內科學、中醫、禪修、能量療法及量子物理學等不同領域的學習與體驗，在臨床上更以心念的引導幫助了許多病人喚醒自癒力，病苦也因而獲得改善。

古今中外，醫學對於情緒與身體的關聯，多有闡述。傳統中醫領域對於情志與臟腑之間的陳述與理論，更有「百病生於氣也」一說，此書針對中醫與心念略有說明。西醫也針對免疫系統與大腦交互作用，進而影響身體健康的相關研究，發展出心理神經免疫學。心念的「心」並非是器官的心臟，而是「腦」，在運作的過程，浮現的思緒、想法，以及影響的層面。

我的專長是腦神經外科，也深知人類的腦部運作非常複雜，會不斷的產生各種想法及念頭。心念之間，天馬行空，可能一致，也可能矛盾，相互衝突。在能量的角度下，有可能是容易損耗身體能量的雜念，導致自身的修復力變差。而書中也提到心念的產生，大概有三大來源，過去的記憶、近期發生的事情，以及對未來的期待與想像。

雜念愈多時，就容易干擾專注力，甚至使自己處於分心的狀態，無法聚精會神；會使人不由自主地走進自己所編想的情節中，有的人就會產生焦慮，嚴重時還可能出現胸悶、無法換氣的症狀等等。這是因為反應個人感受的位置往往不是大腦，而在心臟。

在佛學、儒學中，也提到七情六慾，雖略有不同，卻泛指人可能產生的一切心念與慾望。我們在意的事，會時常在腦海中浮現，特別是負面的記憶，往往揮之不去，成為生命的一部分，嚴重時，牽連著身體內的許多生理作用。根據許醫師和鄭醫師多年的臨床經驗，有很多的疾病或身體的疼痛，都與心念相關。

在《心念自癒力》一書中，我們不僅可以了解什麼是「心念醫療」，心念運作的原理，心念與神經迴路，與內分泌、免疫系統，以及與許多疾病的關聯；許醫師和鄭醫師更透過他們在臨床上與各種疾病病友之間的診治經驗，分享給讀者；或許有些讀者在讀完此書之後，就可從起心動念之間覺察到自身的問題。

身為醫師，最大的盼望與祝福，就是病人可以離苦得樂。腦神經系統是非常錯綜複雜的，許醫師和鄭醫師在此書最末章分享的「心念的維護」，是他們行醫二十多年來，在臨床幫助過無數病人所累積的心得精髓。看似簡單，倘若讀者能熟讀五遍、十遍，甚至百遍，且身體力行，應可得到兩位醫師的「心法」真傳，時時刻刻以充滿正能量的心念與自癒力，擁有健康人生。

各界推薦

（依姓氏筆畫排列）

念念無明，如火燒心

洪仲清（臨床心理師）

當知道鄭醫師與許醫師想從「心念」著手，出書利益大眾的時候，我感覺一切如同水到渠成。

好多年前，我便是許醫師的讀者。當時對於許醫師提出來的概念，感覺驚奇，心有觸動，但沒花時間刻意研究。

回頭想想，或許是我當時的境界還不足以消化許醫師的「能量」觀念，那是我的偏執。直到跟許醫師學習，參加了工作坊，跟許醫師有幾次直播，我才慢慢鬆開了雙手，開始擁抱更寬廣的世界。

我也開始在我的生活與工作中，使用「能量」的概念，儘管我心中對於能量的定義，未必跟許醫師全然相同。我在思想「能量」的時候，回到了本質，從構成物質的基本粒子，帶有能量或波動的特性，再擴大到人際關係的層次。

對人類來說，「愛」是一種強大的能量。如果人與人之間有愛，常能跨越許多困難。

再用更生活化的例子來談，假設我是一個正在教孩子學騎腳踏車的大人。當我內在動了個念頭，「我要教孩子騎腳踏車」，我便能指揮我全身，經過各種能量轉換，推動腳踏車前行，並且維持腳踏車的穩定。

當孩子跌倒了，我鼓勵孩子「你剛剛有進步了，實在很厲害」，孩子便可能有勇氣，繼續爬起來雙腳奮力踩著踏板學習。我的念頭，傳遞到孩子心裡，又經過能量轉換，驅動著腳踏車前行。

我的念頭，也是一種能量的展現，念頭背後可能有愛。

我跟鄭醫師見過兩次面，我印象中，第二次見面的時候，鄭醫師給了我鼓勵。我常常是藉著不同貴人的提攜，讓我能踮起腳，領略到他人所看到的美麗。

我很期待這本書上市，這本書能幫助我們更清楚覺察我們的心念，如何帶動我們的整體身心，以及影響我們的健康與人生。念念無明，如火燒心；念念清明，則慈悲與智慧隨行。

心念可致病也可治病

陳月卿
（財團法人癌症關懷基金會董事長）

追尋健康近三十年，我親身體驗了心念、情緒對健康的影響，更感恩聖嚴法師在我身心都處於低谷的時刻，教導我禪法，讓我看清心念流的虛妄，並藉著學習消融我執，清除內心潛藏的恐懼、悲傷、焦慮、憤怒、嫉妒等種種情緒，學會專注而輕鬆的活在當下。我至今仍清晰記得當心靈垃圾一一清除後，身心的輕鬆自在，身體的病痛也不藥而癒。

所以當我認識許瑞云醫師之後，就對她不侷限於西方醫學，而秉持醫者的心，整合禪修、內觀、能量醫療、及能量心理學等方法，用獨特的療癒方式，幫助病人恢復健康，覺得十分認同，並經常交流。後來又蒙她首肯出任癌症關懷基金會董事，並因而認識在神經醫學領域深耕多年的鄭先安醫師，不時跟我們團隊一起研究更多幫助癌友恢復身心健康的方法。

這次接獲許醫師與鄭醫師合作撰寫的《心念自癒力：突破中醫、西醫的心療法》書稿，迫不及待先睹為快。非常佩服兩位作者能將複雜的心念運作原理化繁為簡解釋清楚；並將心念所牽動的生理作用，包括神經迴路、內分泌與免疫系統等一連串反應產生的身心變化，整合提出「心念醫療」的觀念與架構，希望能為許多常見卻難以根治的疾病，找到改善的調整方向與可能的對治之道。

我最喜歡的是書中的個案，活脫脫一個個生命的教材，讓我們能從別人的病痛中，看到是哪些卡住的念頭與情緒能量致病；並按照作者的指引，學習化解與疏導，讓能量恢復流動，避免或改善疾病，或許這正是兩位醫師出書之宗旨。

澄淨心念灌溉心田，長養盎然生機

紫嚴導師
（道家人文協會榮譽理事長）

一望無垠的農田，散發著一股清新純淨的自然氣息，清澈見底的溝渠流水，潺潺地注入田地，水田在陽光照映下波光粼粼，像是披上了金黃色的外衣，彷彿上天鑲嵌在人間的一面銅鏡，倒映出的景色，美得令人心醉神迷。

佇立在田野間，看著蜿蜒的道路水徑，此刻，讓人領略到：「健康的土壤加上乾淨水源灌溉稻田，才能培育出結實飽滿的稻穗。」倘若灌溉水源遭受人為蓄意污染，大肆傾倒入工業、家庭、養殖、畜牧的廢水，不僅連累了農作物，更會直接造成農地土壤的損害。

農田，好比是我們的身體，灌溉水源則如同心緒，所以，唯有平和的心情，才能長養出健康身體，更是獻給自己未來的盎然生機。

然而，我們的心緒卻經常像漆黑濃雲布滿天空，失去了先前的清朗明亮，在心底反覆感傷著過去的失落、哀怨與悲愁，對未知的未來恐懼、煩憂著，宛如酸雨般淅瀝瀝點點落下，順流到我們的身體裡持續承載著。

有時最傷人的，不是那些曾經的遭遇，而是放不開的回憶和糾結，最終，轉化成為我們身體的頑疾。

這次，許瑞云醫師與鄭先安醫師攜手合作出版《心念自癒力》這本著作，將東西方醫學交會整合成「心念醫學」，直接釋疑了隱藏於常見疾病的問題核心：「所有疾病的生成，都與心念有關。」從心念運作原理、中醫與心念，到心念對神經迴路、內分泌、免疫系統的影響，清楚解析不同病痛所相對應的情緒，再透過「心念維護」引導讀者如何自我修復。原本污濁的灌溉水源，歷經練習後淨化了，當陳年舊垢排除恢復到清澈見底，心田撥雲見日、水天一色，自然健康蓬勃。

書稿中，流露出兩位醫師的仁心仁術，積極灌溉著、耕耘著每位讀者的「心田」，體現了難能可貴的「治病之法，當身心俱調，且以治心為主」。此書，像極了一道道絢爛彩虹，促使我們孕育出嶄新的未來。

身體是一畝良田，需要清透澄淨的心靈潤養，無論你有多繁忙，都別忘了對自己好一點。因為，唯有你見得到陽光，整個世界才會充滿光采。

認識健康的最後一塊拼圖

詹鼎正
（台大醫院竹東分院院長）

認識許醫師的那年，我們都在波士頓的同一間醫院，她是第三年的內科住院醫師，而我是老年醫學科的研修醫師。回到台灣後，她告訴我她開始做一個不開藥，以能量醫學和心念醫療為主的醫師。

這些年來，許醫師出了好幾本書，大多是以個案的方式，帶出能量醫學、心念醫療對健康的幫助與疾病的改善，或解釋人為何會得到某些疾病。而這次與鄭先安醫師合著的《心念自癒力》中，他們開始建立理論體系，也讓讀者比較容易理解能量醫學與心念醫療。

在西方醫學的教學中，心理影響生理，生理影響心理，身心之間的作用常常被提起；但不可否認，「心念」到底對健康或疾病有多大影響，研究相對不足。

我曾經有一次經驗，為了等待一個中午才發布的消息，從一早就坐立難安，短短四個鐘頭，拉了八次肚子，但好消息一公布，忽然什麼不舒服都不藥而癒了。或許「心念醫療」能夠解答生命的某些謎團，也是認識健康的最後一塊拼圖。期待未來有更多研究，讓「心念醫療」在實證上更有說服力。

作者序一

以病人為師，認識心念的力量

許瑞云

在美國哈佛醫學院學習與任職多年後，我發現即使是世界首屈一指的醫療專家，對於諸多慢性病依然束手無策，因為渴望找到更多和更完善的治療可能性，我不斷的接觸和探索多種另類醫學，除了開拓視野，也提升了自己的醫療能力。在認識禪修、內觀、動力排列、能量醫療，以及能量心理學等等非傳統的醫療方法與型態後，我得以找到獨特的療癒方式，除了幫助許多病人恢復身體健康，也協助病人在回歸日常生活後，重拾家庭與人生的美滿與幸福。

臨床醫療過程中，我見證了許多頑固的神經痛、用藥也無法完全緩解的長年病痛、久治不癒的腸道功能性疾病、自身免疫系統失調、自律神經失調、失眠、恐慌、憂鬱……等各式各樣疑難雜症。但在診間幫病人調整心念與釋放疾病背後連結的情緒能量後，經常只要短短幾分鐘，病人的症狀便能瞬間得到緩解，甚且很快痊癒，其中諸多個案門診後持續追蹤，都未再發病。

愈來愈多的病人見證，讓我深刻體會心念、情緒與人際關係的相互運作，和各種疾病之間存在著強力連結。例如許多惡性腫瘤或硬塊，亦或是頑固的皮膚病變等難以對治的痼疾，一旦心念調整或情緒釋放後，常常可以看到硬塊瞬間軟化，或皮膚紅腫充血等問題迅速消解，甚至在短短幾週、幾個月內得以康復痊癒，重拾健康。本書分享了許多實際發生和康復的案例，希望有類似問題的讀者也能參考這些案例，走出生命的困境、重獲身體健康。我常說：「病人會好，不是我治好的，而是他們自己願意改變而治好自己的。」我只是點出他們問題的根源，告訴他們可以如何走出來，但最終還是得要他們自己願意改變心念才能得到自癒！

人的一生只有短短數十年的旅程，每個人都有各自的學習與需要成就的功課。

感謝家人、伴侶、師長，以及一路以來有緣幫助的所有病人，每位病人都是我的老師，從他們身上，我才能學習認識到許多寶貴的經驗與體驗，也謝謝許多病人回饋的寶貴訊息。感謝天下文化團隊，以及廖慧君女士整編文稿，讓本書得以面世。感恩所有的因緣，感恩大家，祝福每個人安康、如意，未來更加美好！

作者序二

心念醫療——東西方醫學的交會整合

鄭先安

我從事醫療領域學習與服務已超過四十年，除了受教於主流西方醫學，也接觸傳統的東方醫學。在參與臨床醫療多年後，因為對人體的總管——「大腦」特別感興趣，加上恩師洪祖培教授的引領，我開始深入鑽研神經醫學領域，自此開啟畢生投入該領域學習與探索的旅程。

在多年從事神經醫學的臨床過程中，常發現專科化醫療環境一直存在許多照護上的盲點。這十幾年來，我盡心投入整合個人化醫療照顧，推廣「全人照護」的醫療理念，傾力協助病人從整合身心靈的全面性健康維護做起，進而開啟逆轉慢性病的可能性，以求達到「治未病，不治已病」的終極醫療目標。在臨床照護過程中，見證了許多長年受高血壓、糖尿病所苦的患者，或是血管狹窄的病人，最後得以痊癒、逆轉的個案。

古人學習武術的過程中，常強調「萬法歸宗」的觀念，一如我在醫療領域的學習過程，也因為對於基礎醫學、物理、化學、天文等不同知識領域彼此間相互關聯的高度好奇，所以嘗試整合不同科學背後的基本架構，包括時間、空間、基本粒子、次原子粒子、振動頻率、能量、聚合與裂解……等看似各自獨立存在的觀念，在深入研究能量醫療與精進學習禪修後，我原有的許多疑惑，以及不少尚未通透理解的觀念，頓時豁然領悟！

感謝有機緣可以和許醫師合作，結合神經醫學、東方醫學、佛法，與能量醫療等醫療系統，開創一個嶄新的領域——心念醫學。透過臨床醫療，見證許多長期為病痛、頑固疾病所苦的病人，一旦調整心念與釋放卡住的情緒後，病症瞬間消失或快速緩解的案例，在在都顯示心念、情緒，與身體的不適症狀或是長年慢性病的發生，彼此之間持續有著明確而強烈的關聯，而其中的連結，除了神經系統的高度相關，從更宏觀的角度來看，也是心念、情緒與身體之間各種能量的連結。

經由結合神經醫學、能量醫療與臨床高度的療效可知，心念與情緒的運作幾乎對所有疾病都形成強大的推動力量，導致疾病發作，而持續多年的大腦神經記憶迴路連結，將對特定器官與組織產生影響，甚至使得免疫系統功能失靈、改變身體細胞訊息，或造成自體免疫系統反應過度，產生自我攻擊的情況，經年累月作用的結果，往往直到最後才如同冰山浮出水面一樣，產生各種現代醫療得以診斷出來的疾病。

大腦賦予我們想法、念頭、感受與種種的情緒反應，其綿密的神經網路連結了包括眼睛的視覺、耳朵的聽覺、鼻子的嗅覺、舌頭的味覺，以及身體的各種感覺系統；而人體的四肢、軀幹，以及所有的器官，也都透過神經的傳入與傳出，和大腦產生連結。我們很重要的呼吸、循環、消化、泌尿、生殖、運動、感覺、內分泌，以及免疫系統，也都在神經迴路的直接與間接調控下，受到大腦的掌控。

心念、情緒都是一種能量，雖然看不到、摸不著，但是這股能量深刻且持續的影響我們一生。大腦身為神經系統的硬體結構，記錄各種感官所接收到的訊息，包括如何詮釋心念，怎麼解讀情緒感受，或是保留串聯起一個又一個從小學習、體驗與記憶的內容。這些內容決定了一個人的特質、觀點與想法，讓念頭浮動，進而影響個人的行為。以人類短短數十年的生命縮影來看，人的一生其實就是一場感官的體驗，一門功課的學習，一趟心靈成長的旅程。

東方醫學先進已經看到許多情志與身體臟腑的關聯，也談到情緒與五行的生剋關係。臨床經驗上，神經系統的運作、心念、情緒、免疫系統、內分泌系統、神經網路、經絡與脈輪等能量的流動，彼此間有著密切的連結與交互作用。如果能調整與某個疾病相關的心念、並釋放卡住的情緒能量，該疾病背後的推動力會隨之緩解消失，受到影響的身體各個系統會跟著穩定下來，我們的身體也會開啟修復、自癒的過程。這個過程，由心念的學習與調整，到釋放卡住的情緒能量，到身體自癒的修復過程，本質上，是心念的醫療、療癒、與心念自癒的過程，這也是本書書名《心念自癒力》希望和讀者分享的觀念。許許多多的慢性疾病其實不僅可以逆轉，甚至可以徹底治癒，這些內容都會在書中分享給讀者。

本書的完成，希望能夠幫助大眾了解維護健康的重要方向，同時能看到疾病背後需要調整的關鍵連結動力，更期望能夠在醫界開啟一個涵蓋東方醫學、西方醫學，以及另類醫學共同合作交流的領域，幫助病人走出病痛，維護健康，讓寶貴的生命得以發揮最大的價值。相信「心念醫療」與「能量醫療」將日漸蓬勃，未來可以在醫學領域占有一席之地，甚至發展成為主流醫學。

感恩所有的因緣，感恩家人、師長，謝謝天下文化團隊和彙整文稿的廖慧君女士等所有參與本書的工作人員，更感謝所有我曾經診治過、有緣幫助的病人。人生是一趟學習、成長、感恩與貢獻的旅程，未來我將持續貢獻我的力量。祝福大家！

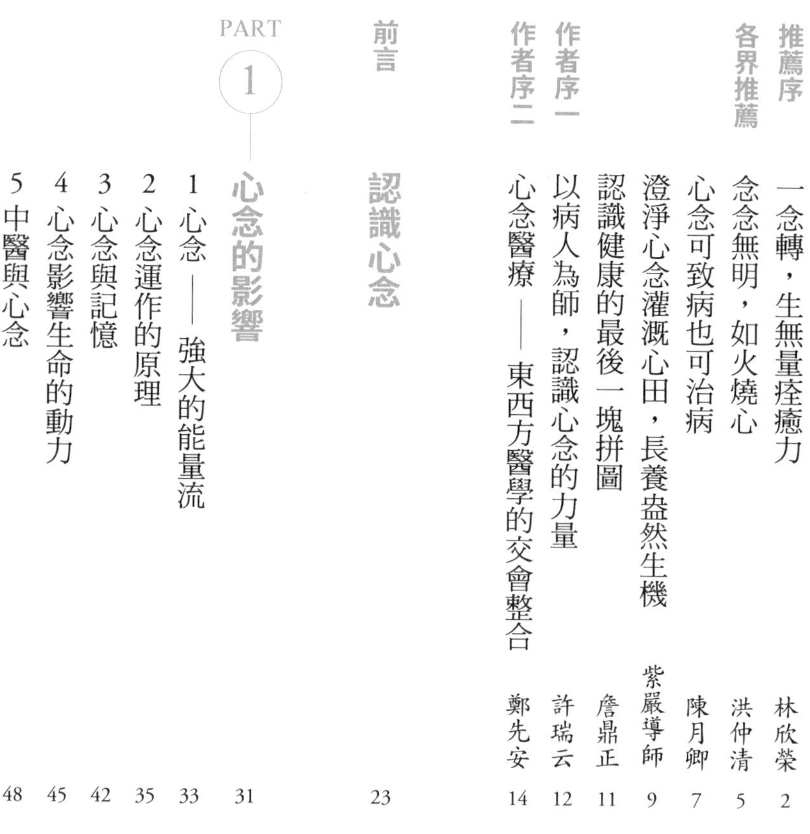

PART 2

心念與身體 59

PART 3

心念與疾病 67

癌症與心血管疾病

免疫系統與眼睛疾病

消化、泌尿系統疾病

情緒與神經系統疾病

PART 4

維護心念，提升自癒力 209

前言

認識心念

「心念醫療」的概念是許醫師和鄭醫師多年的行醫過程中，透過神經醫學、內科學、中醫、禪修、能量療法以及量子物理學等不同領域的學習與體驗，再加上臨床個案的顯著成效，進而建立的療程架構。一直以來，情緒與身體的關聯，無論在東方或西方醫學，以及旗下各個不同的分支學說中，多少皆有相關闡述，例如傳統中醫領域就有許多談論情志與臟腑之間關聯的陳述與理論，而西醫近三十年來亦發展出心理神經免疫學，即針對免疫系統如何與大腦交互作用，進而影響身體健康的相關研究。

現代醫療除了中、西醫之外，尚有許多分支，雖然主流的西方醫學持續在各方面發展進步，但仍有許多疾病難以對治，甚至連致病的原因也沒有確切的答案，例如高血壓、糖尿病、自體免疫疾病、腫瘤、慢性疲勞症候群，或是頑固皮膚病變……這些疾病即使運用最先進的醫療技術，經常也無法完全根治，病人只能長期依賴藥物控制，延緩病情的惡化速度。

其實人體的健康狀態，並不只限於有形的肉體。愈來愈多研究證實，人類生理的健康程度與心理的健康狀態息息相關，彼此作用。臨床上甚至發現，有時候抽象的「心念」，反而更直接決定了一個人的健康程度。

人類的大腦智能優於地球上的多數生物，大腦智能經常被運用在記憶、溝通、學習等各個面向，而大腦智能的展現，往往就是「心念」的重要功能所在。上過能量動力排列課程的朋友們都有過親身體驗，看到一個事件的發生，因果之間往往未必是我們以為的直線關係。疾病也是一樣，有些人抽了一輩子的菸，也沒有得到肺癌，甚至還比許多不抽菸的人都健康；反之，有些人即便一生都沒有抽過菸，卻罹患了肺癌，實在讓人不解。醫學研究結果發現，如果一個人又抽菸、又接觸石棉，的確會大幅提高得到肺癌的機率，但即便如此，也不是絕對，因為肺癌的發生有很多原因，很難就單一因素做出判斷，也就是說，疾病跟其他的事件一樣，只有在因緣俱足的時候，結果才會發生。

西方科學認為人腦一秒鐘大約會產生七個念頭，但不少經驗豐富的禪修行者表示，人腦每秒鐘可能產生的念頭遠遠超過七個，彌勒菩薩甚至揭示人每秒鐘會興起一千六百兆個細小的念頭。因此，我們看到的任何人或任何行為，包括對我們自己的認識，充其量都只不過是巨大冰山的一小角，很多人自認非常了解自己，但事實上，絕大多數人並不如想像中的了解自己，特別是在無意識中所起的諸多念頭，常常在個人毫無察覺，也渾然不知的情況下不斷產生，並帶來影響（參見下頁圖1）。

常常看到很多人對自己的起心動念毫無覺知，對自己紛雜不斷的各式念頭沒有意識，以為自己是個簡單單純的人，但其實是愛做白日夢，又缺乏覺察心念能力，所以才會沒能意識到自我內在念頭的流轉。這樣的人對自己的了解往往很有限，更遑論真切的了解他人。

心念反應：反射—情緒—想法、念頭

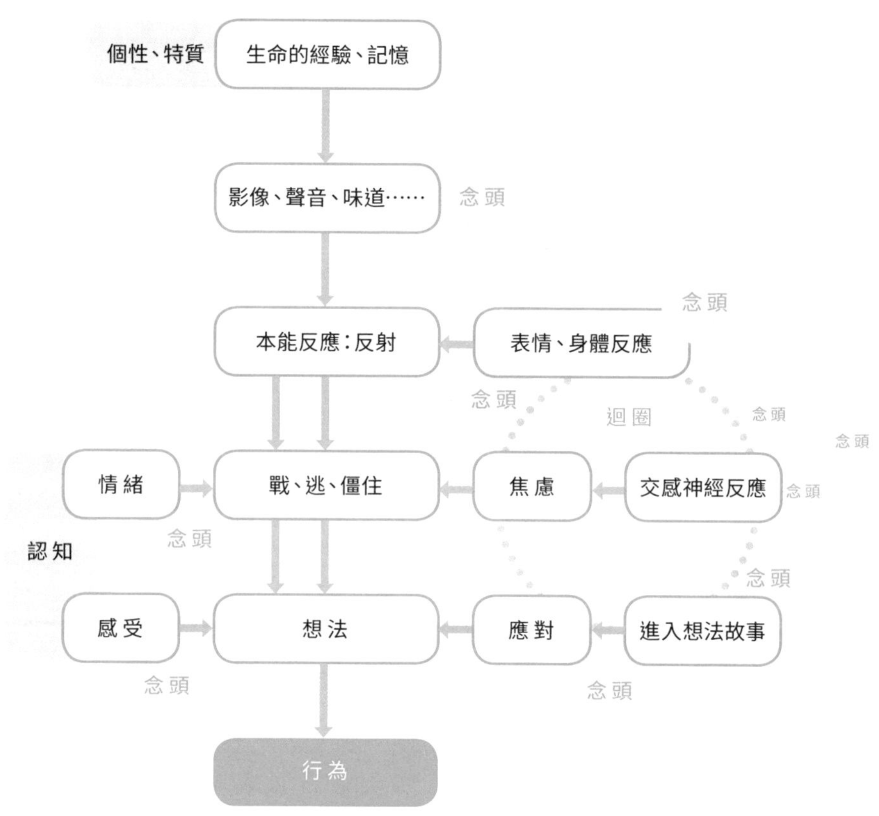

圖 1　對於環境中的人、事、物，我們會產生各種反應，其中較有意識的是我們的「感受」、「情緒」，以及「想法」，而在這些反應過程中，還同時夾雜著許多快速出現，又隨即消失的「念頭」。

如果一個人對自己的念頭無所察覺，也就無法得知自己的情緒從何而來，又該去向何處。一個有覺察心念能力的人，情緒往往比較穩定，因為在情緒發生之前，內在經常早已產生無數個會讓人生起情緒的念頭，所以只要能夠及早覺察念頭的發生，就不容易累積到後來變成失控的情緒（參見圖 2）。

一個人的言語、行為和心念，都會產生不同的能量，由於言語和行為較容易被觀察和記憶，所以旁人往往會用一個人的言行去判斷他的狀態。至於「心念」因為不容易被覺察，反而常常被忽略。

事實上，心念的影響力遠大於言語或行為，因為人每天所升起和創造的心念不可勝數，所以累積的能量也就大得無法想像，這些巨大的能量所導致的結果，東方文化中，如印度文化、哲學、佛教、耆那教、印度教等不同學說或宗教派別都有提及，或被稱之為「業力」。

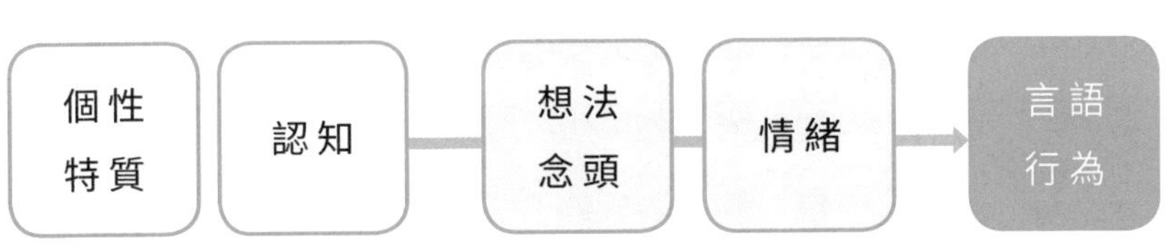

圖 2　我們與外界環境的應對，最初的腦部運作就是產生「想法念頭」與「情緒」，接著才有外顯的言語與行為舉止。

而所謂的身口意三業，指的就是我們的行為、言語以及意念所造就出的種種牽引力量與因果關係，除了決定我們的生命會經歷什麼樣的事件，也影響我們的健康。

很多時候，所謂的「好人」代表一個人的行為合宜、言語良善，但在這些合宜的行為和良善的言語背後，若是帶著「想要」保持完美形象、符合社會規範、滿足他人期待等意圖，隱藏在其中的心念往往會帶著批判、生氣、不滿、不甘、恐懼、不安、責備……等負面能量，如果忽視這些心念，任由負面能量不斷累積，時間一久，就可能對身體造成難以彌補的傷害（參見下頁圖3）。

舉個常見的例子，當我們極度生氣，男性的反應常是身體緊繃，很想發洩怒氣，甚至出手打人；女性則會有肩頸僵硬、想破口大罵或是反唇相譏的念頭。這些強烈的情緒，如果沒有適當的宣洩管道，只是用忍耐逃避的壓抑方式一味的憋著，那麼這股強大的情緒能量就可能會與整個場景的影像、聲音等記憶融合，存留在腦海裡，持續影響身體。每個人或多或少都會嘗試壓抑負面的記憶與感受，並且在一段時間後自認情緒已經平復，對事件也漸漸遺忘。直到某一天，遇見某個場景或某個事件時，那些沉潛的記憶再度被挑起時，才會意識到原來當時的許多感受與情緒並未消失，只是埋藏在內心裡伺機而動，一旦再度被勾動，依然會讓人心緒激烈起伏。

人的心念可以產生很大的能量，不只會彼此影響，甚至會改變當下的環境能量，所以說「天災起於人禍」確實有其道理。

例如搭飛機時，難免會碰上氣流不穩的情況，如果大家都慌成一團，就容易讓氣流更加不穩定，這時大家若懂得把心穩住，共同的心念會協助產生和諧的流動，也可以幫助我們身體放鬆，如此一來，就算被迫緊急降落，放鬆的身體比起緊繃的身

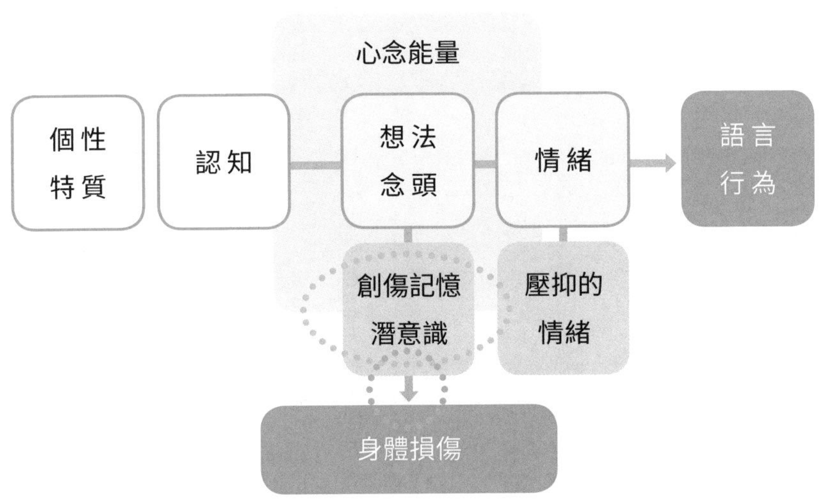

圖 3 我們遇到的挫折、創傷等常會形成許多情緒記憶留在身體裡，這些被壓抑的情緒能量，會持續經由神經迴路對身體產生反應與帶來損傷。

體也較不容易受傷。美國伊利諾大學（University of Illinois）的研究發現，酒駕車禍的倖存者，幾乎都是喝醉的肇事者，因為喝醉的人身體很放鬆，所以衝撞時往往較不會造成嚴重傷害，甚至還有人毫髮無傷，但全然清醒的被撞者，在事故發生當下總會極度緊張恐懼，導致身體過度緊繃，反而容易受重傷。

本書希望傳達的正是如何透過調整心念、排除對身心有害無益的能量、提升心靈的層次，找回本有的健康。書中所探討的幾個主要面向，包括：一、「身、心、靈」之間的密切關聯；二、心念對於各種疾病所扮演的關鍵影響力；三、透過改變心念與釋放情緒能量，逆轉自體免疫疾病、惡性腫瘤等各種慢性病，四、經由心念的調整與學習，幫助維護身體健康、促進心靈成長，提升生命智慧。

宇宙的法則指出：「凡我投向宇宙的，都會回到我的身上。」發生在生命裡的所有事情，一定有其因緣，有我們需要學習的功課，除了學習覺察自己內心不斷冒出來的念頭，不要無端的累積許多負面心念外，學著照看好自己的心念，就是照護自己的健康，而這也正是「心念醫療」所希望傳達的保健養生觀念。

PART

1

心念的影響

「心念」一詞在字面上的解釋為「心中的念頭」，也就是內心的想法，指的是心理活動。但這裡的「心」，從能量角度出發，是一個人的能量本質所在，只是藉由大腦的運作機制，來產生不同的心念活動。

古代認為「心」主管人的思緒，延伸出包含思想、意念、感情等面向，沿用至今，則有思維、心理、腦部活動等意涵，常見的用詞，如：心思、心理、心情，亦或心碎、傷心、心想事成等詞彙中的「心」也都指稱同一件事。本書中的「心念」則涵蓋了「心的運作過程，以及想法、念頭的浮現與影響的層面」。

1 心念——強大的能量流

人類的腦部運作，會不斷產生各種想法與念頭，而這些不可計數的想法與念頭，往往莫衷一是，天馬行空，有時甚至互相矛盾、彼此衝突。一個又一個錯綜複雜的想法，在能量的角度下，可以被視為「雜念」。雜念很容易耗損身體的能量，讓人格外疲累，也會讓身心連結變得混亂，導致身體的修復能力變差。

個人心念會成為一股強大的能量連結，對健康產生顯而易見的影響，甚至有瞬間、立即可見的效應。有時候當我們處在壓力很大的環境中，或是必須專注在特定事件時，人體會自然啟動更多能量以應付眼前的狀況，但這時也容易造成心力的大量消耗或身體的過度損傷；反之，如果是開心的做自己喜歡的事，或是感覺自己有力量去幫助他人，亦或是帶著感恩心的時候，身心壓力會自然緩解，情緒也會隨著雜念減少而變得穩定正向，這時候人的動力會跟著增強，周遭的能量與助力得以自然提升。這也是為什麼很多人會覺得當身心安住、情緒平穩時，做事情比較順利，甚至可以吸引所謂的「貴人」，好運跟著聚集靠近。

人往往對於在乎的家人親友，才會產生各種情緒反應，無論是父母、兄弟姊妹、伴侶、子女、上司、同事、朋友……各種關係中，愈是讓我們在乎的人，就會帶來愈大的情緒反應。無論是基於關心、擔憂、害怕、期待、憤怒、委屈……等各式各樣的想法，都會產生相對應的情緒，而這些情緒所帶來的能量，會隨著心念投射到對方身上，對方在接收到我們所發出的心念能量時，也會產生相對的情緒反應，導致最終這些能量又再度回到我們身上。這許多糾結的能量來回流動穿插，經常會把人困住，甚至引起慢性疲勞、疼痛、免疫系統失衡、身體器官結構改變等各種病徵，進而影響了我們的健康。

2 心念運作的原理

從古至今，物種的演化過程中，人類的能力之所以超越其他生物，主要是得力於人體構造中的總管——大腦。因為有了大腦，所以人類有著比所有其他生物更完整也更複雜的念頭、想法、感受、記憶，以及創造力。大腦在人體中所扮演的角色，就像是一個組織的最高指揮中心，而「心念」的運作，則是指揮中心所發出的各項指令。

人體大腦每分每秒都在處理由各種感官所傳入的訊息，並且持續產生不同的念頭、想法與感受。大多數人能夠留意到的，往往只是腦海裡浮現的「想法」或是身體五官受到刺激所帶來的「感受」。至於像「念頭」這般短暫的訊號、聲音、畫面等浮掠的瞬間，由於稍縱即逝，而且念頭與念頭彼此之間未必有因果或互補等邏輯關係，所以難以捕捉，更不容易具體解讀。一般人頂多只能注意到自己每分每秒都有許多念頭出現，尤其是獨處在安靜的環境下，個人更容易察覺自己不受控制的、不斷冒出來的一大堆雜亂無章的念頭，卻未必能一一了解這些念頭（參見圖1，頁二六）。

「念頭」是指腦海裡出現的想法、情緒、畫面的瞬間，透過大腦發揮其感受、情緒、連結、思考、想像、記憶……等功能，綜合各種資訊所形成。幾乎每個人無時無刻都會有許多念頭或想法產生，而這些念頭就是腦部活動的展現，也是大腦運作的重要功能。有些念頭會一閃而過，有些則會冒出許多畫面，或是串連各種故事，有時候我們會跟著這些念頭或想法，進到故事情節裡，不自覺的發呆、出神，甚至恍惚、迷惘，而「念頭」的發生，主要有三大來源，分別是：過去的記憶、近期發生的事情，以及對未來的期待或想像。

當我們愈擔心、壓力愈大時，念頭的產生自然就愈多。一個人如果不受控制的冒出太多念頭，就容易被這些雜念干擾而難以專注，一直處於分心的狀態下，影響所及可能使得讀書、學習、工作，甚至與人應對或開車等日常活動，都無法順利進行。在念頭出現時，我們的情緒很容易被牽動，經常不自主就會進入自己所編想出來的情節中，而這些不確定會不會發生的情節，又會再回過頭來強化我們的情緒，使得憂心、渴望、期待……等各式念頭變得更加活靈活現，讓人彷彿置身其中，甚至誤以為念頭本身就是事實（參見下頁圖4）。

我們可以從人類的個性特質、認知、想法、行為反應，以及記憶等不同角度進一步了解人體大腦的運作方式。

首先，一個人的「個性特質」，往往是綜合了先天遺傳以及後天習得而成的結果。所謂

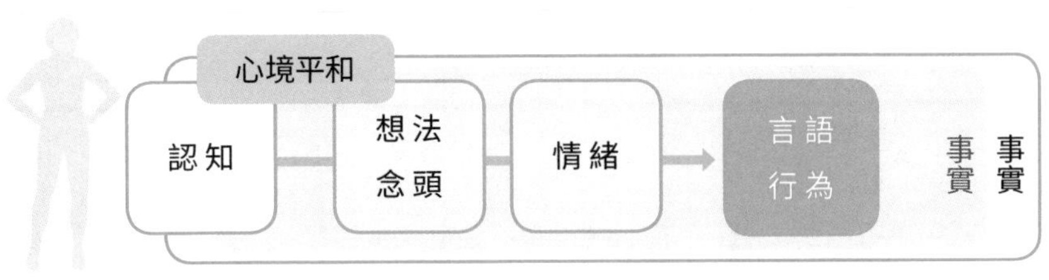

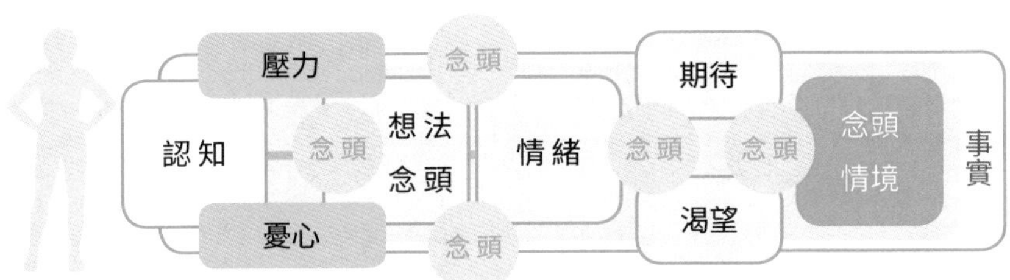

圖 4 圖的上半部顯示人在心境平和時所產生的想法、情緒，決定了他的言語與行為；圖的下半部則呈現當一個人面對很大的壓力或憂心忡忡時，就容易有反覆出現的念頭，使得日常活動無法順利進行，因為這些念頭的情境、故事、景象會不斷強力運作，產生干擾，帶來強烈的渴望與期待，讓人誤以為念頭本身就是事實。

的後天習得，指的是受到外在環境的影響，透過學習形塑而成的性格，也就是說，每個人都有部分特質是從經驗中學習而來。換句話說，有些特質是可以經由個人自我的覺知、了解、學習、調整，進而做出改變，獲得成長。有些人溫和、有些人急躁、有些人直率、有些人委婉……每個人對於人事物都有不同的喜惡或偏好，小到日常食衣住行，大到人生重要決定，每個人無不是依照自己的好惡做出選擇。

其次，「認知」指的是大腦透過感官，接收各種訊息後加以解讀，進而了解人事物等外在環境，讓我們知道環境中的人事物對個人的意義是什麼。舉例來說，我們知道現在是「爸爸」、「媽媽」或是「同事」在跟我們對話，對這些人的「稱號」是我們學習來的「認知」，而跟他們所產生的對話，會讓我們進一步去判斷內容及意義；又或者我們會知道「電視」、「原子筆」或是「手機」，也是我們學習而來的「認知」，認知該項物品的用途為何，又該如何運用……諸多相關的理解與學習，都是大腦「認知」的學習過程。相對於一個活在一百年前的人類，如果看到「電視」、「原子筆」，或是「手機」，他們的認知很可能跟現代人截然不同。

再其次，「看法」是個人對於不同人事物所做的主觀判斷，而這判斷的背景基礎，往往建立在個人過往的經驗及記憶。

至於所謂的「想法」，是指在對人事物有所認知之後，所衍生而出的思考或是初步的觀點、念頭。「想法」經常會在一瞬間突然浮現，而想法浮現時，或多或少也會有情緒跟著產生。例如我們初次遇見某個人時，可能會覺得對方的長相不錯，應對很得體，是個很有禮貌的人，讓人感覺很舒服、開心，接著腦中就開始上演各式小故事與小聲音：「我們會不會很有緣啊？他會不會喜歡我呢？他剛也看了我一眼，似乎對我也有意思！我是否應該主動跟他說說話呢？但是他會不會覺得我太主動了？只是，如果我不主動，會不會就錯失了一個好機會呢？他看起來會是個好先生、好爸爸喲！我應該跟他說什麼才好呢？用『你好』開場會不會太普通了？想想還是等他主動跟我說話好了。」各式各樣的情節以及問答就這樣在腦海裡不斷搬演。

人在有了「想法」之後，會跟著出現一連串「念頭」，接著才會產生「行為反應」。也就是當我們有了認知、想法，以及附帶的情緒之後，進而會產生意念或行動來做出回應，例如：逛街時路過某個櫥窗，一眼看見就喜歡上的那件衣服，因為價格幾乎等於一個月薪水，實在太貴而讓人猶豫不決，但是又想到如果穿去約會，男朋友一定會感到驚喜，或許可以讓感情升溫得更快，說不定男友就會帶我回去見他的家人；又或許我可以穿去喝老同學的喜酒，同學們很久沒見了，我只要再減個幾公斤，看起來就會更美麗，讓大家驚豔……在編演完這些想法和故事情節後，最後心一橫，就把衣服買回家了。

人類大腦在蒐集來自眼、耳、鼻、舌、身、意等各種感官接收到的資訊後，加以篩選、判斷、彙整與儲存，把各式各樣的體驗、經歷，以及自己所賦予的詮釋都記錄下來，就如同電腦把資料儲存到硬碟一樣，形成我們所謂的「記憶」。那些讓人印象深刻、感觸良多，或是造成情緒起伏劇烈的事件，往往會在腦袋瓜裡不斷的重複播放、演繹，成為令人一輩子難忘的「記憶」，而「記憶」是人類學習過程中非常關鍵的基礎，也大大影響了個人「心念」的運作、喜好、在乎、與結果。

因此因應「個人特質」，解讀感官獲得的訊息進而產生「認知」，再透過主觀判斷形成「看法」，然後衍生出特定的「想法」後，做出相應的「行為反應」，最終便會累積成生命中的「記憶」，成為日後個人「心念」的重要取材來源，這一連串過程也就是心念運作的基本原理（參見下頁圖5）。

大腦的學習與記憶

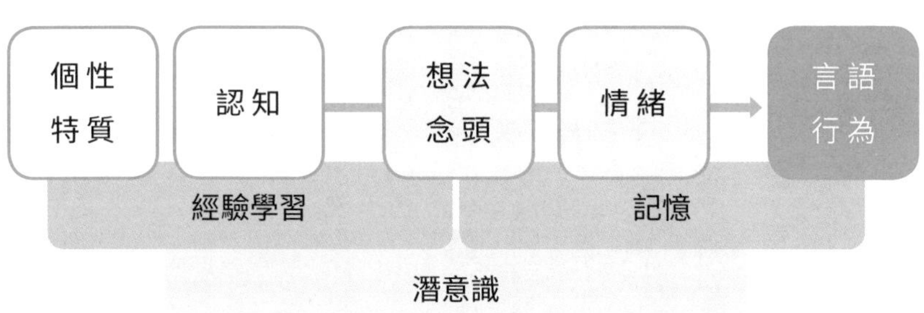

圖 5 「記憶」是儲存在大腦資料庫的檔案，記錄了每個人從小到大的經歷與經驗，包括各種開心、生氣或悲傷的事件。

每個人的個性、喜好、傾向，往往經由與人事物的互動來學習並獲取經驗，哪些情緒衝擊愈大，就愈容易在腦子裡重複播放。而讓人刻骨銘心的記憶，對個人產生的影響往往愈大，甚至可能改變個人對特定事情的看法。

3 心念與記憶

今日電腦科學技術運作的方式，與大腦的記憶系統處理訊息，或是儲存長期、短期記憶的方法是一樣的。若是以電腦來比喻，人類的大腦無疑是一台「超級電腦」，而「記憶」就好比是電腦硬碟內所儲存的資料。

每個人從小到大所有的經驗、學習的內容，基本上都會被儲存在大腦裡，醫學上稱之為「記憶」，特別是那些感受深刻的事件，無論是極度快樂或悲傷，往往都會深深的烙印在大腦中，永遠不會忘記。很多時候，即使我們努力想要擺脫那些帶著強烈負面情緒的記憶，或是有些意識中以為早已遺忘的事件，卻很可能在某一個時刻不經意的重現，才知道原來那些事情只是被我們深深埋入潛意識，那些以為早已淡忘的人事物，其實依然以「記憶」的形式存續在我們的大腦裡（參見上頁圖5）。

醫學上認為生物思考與存放資料的位置指的是「大腦」，但一般我們卻常常用「心裡」或是「腦海裡」來指稱。事實上，反應個人感受的位置，往往不是大腦，而是心臟。人類透過心臟部位的糾結、悸動、放鬆或緊縮等各種舒服與不舒服的感覺，來體現自己的感受，所以，自古以來，我們習慣用「我心裡很難過」或「我很開心」來形容自己的感受。

大腦記憶系統會透過感官訊息，將接收到的資訊以編碼、儲存、檢索的步驟來形成記憶。

(1) 編碼：獲取資訊，並加以處理和組合。

(2) 儲存：將組合整理過的資訊加以記錄留存，透過回顧、轉換來強化資料儲存的穩固程度，確保整個過程都保存在大腦內。

(3) 檢索：當我們需要回顧時，大腦就開始檢索，然後從中提取需要的資訊。舉例來說，我們人初次學到新的外文單字時，大腦在接收到這個單字訊息的當下，會透過組合、儲存等流程，經由影像、聲音、書寫等方式去了解單字的結構，藉以形成短期記憶，接著再透過三不五時的「回顧」，漸漸深化成長期記憶。

但當我們處在一個有壓力，或是有著強烈情緒反應的環境時，即使是一次性的過程，經常也會留下一輩子深刻的印象，對於過程中人、事、物的影像、聲音與感受往往歷歷在目。原因在於事情發生後，我們常會多次回顧過程中的點點滴滴，尤其是讓我們情緒激烈起伏的場景。特別是那些讓我們內心感到受傷、難以釋懷的事件，縱使我們刻意壓抑，不敢多想、不願回顧，或覺得自己早已經淡忘了，但這些被壓抑的、帶著強烈情緒的記憶，其實一直在我們的身體裡運作著，也持續的影響著我們的身體。

中文裡的「憶」字，是一個形聲字，由「忄」和「意」組合而成，代表的就是「心意」，意思是「記在心裡並加以回想」，因此「記憶」有著「記載、登錄在心裡，可供回溯想念」的意涵。當生命出現重大挫折或嚴重創傷時，劇烈的事件過程所帶來的視覺畫面、聽覺音律，以及當下身體產生的種種反應，會刻劃成為我們的「記憶」，即使過了許多年，特定事件的過程都可能會在夢境裡，或是在某些類似的環境條件下，突然被不同的人事物串連誘發，導致那些記憶事件過程或感受再度浮現，使我們不由自主的感到難過或是內心糾結，甚至在不設防的情況下，被強烈的負面情緒襲擊而失控崩潰。

人在長大的過程中所學到的、從小接觸的人事物，點點滴滴都會成為記憶，存入大腦的記憶庫裡，而感受愈多的、反覆發生的，我們就會印象愈深刻，也會記得愈牢。

雖然人自然傾向壓抑或不去回想那些令人痛苦的、悲傷的、失望挫敗的各種負面記憶，但無論是事件本身或是過程種種，以及後續引發的感受，毫無例外的都會寫入我們的腦海裡。雖然避開痛苦的感受是人類的本能，但愈想逃避、愈刻意去忽略的事件或感受，就愈容易被記得愈深刻、愈久遠，給自己帶來愈大的壓力，造成內心愈強烈的衝擊，對個人帶來長期的影響，甚至會成為一輩子的課題。

4 心念影響生命的動力

人類所有的行為，特別是那些需要花時間與精力去完成，藉以達到特定目的的行為背後，多數都需要動力，而動力的來源，往往就是「想法」與「情緒」。「想法」與「情緒」是一個人之所以為人的重要基礎。每個人從小到大，學習與成長的主要內容，無非就是形塑個人想法與有效控制情緒，這也是絕大多數人一輩子努力學著去面對與認識自己的重點所在。

我們和周圍人、事、物互動過程中，如果只依照自己的本能、喜好、慾望去決定自己的行為，完全不考慮別人的感受，那麼就和野生動物、猛獸沒有兩樣。經由思考，我們會產生想法或念頭，並且常會在這些想法和念頭上添加喜歡、不喜歡、開心、不開心……等各式各樣的情緒感受。

每個人都會有高興、生氣、喜歡、嫌惡、悲傷、興奮、恐懼、好奇等各式基本情緒反應，一旦處在開心、歡喜、渴望、期待等情緒狀態時，大腦就會啟動高昂興致、高亢情緒，以及高度動力，讓我們主動、精神奕奕，且帶著強烈動機去追求或執行那些可以讓我們感覺正向的人事物；反之，如果處於抗拒、落寞、興趣缺缺，或可有可無的心情時，大腦也會跟著缺乏動力、無精打采，甚至傾向逃避，因為遠離危險或痛苦，是生物的本能，但人類若是長期處於無力萎靡的狀態下，可能會失去對生命的熱情與動力，甚至導致嚴重的後果。

如果把人生所有發生過，無論是開心或難過的事件，視為一個個擺在腦海裡的「袋子」，在生命過程中，當我們遇到各種不同情況時，可能會串連起過去的某個事件，使得一些封存已久的「事件袋子」再度被打開，這些事件袋子可能是帶給我們美好心情的人事物，也可能是帶給我們創傷，根本不想再提及的往事。

有趣的是，生命中愈是讓人想忘記的事情，反而更會成為格外深刻的記憶。即使我們再努力把這些「事件袋子」收納到大腦儲藏室的最底層，拚命告訴自己已經擺脫特定事件的影響，事實卻一直顯示我們根本沒有放下這些無形的沉重袋子。這些承載著負面記憶的事件，不但持續存在我們的大腦裡，成為生命的一部分，甚至還帶給我們很大的負擔，就像是一直背負在身上的那個特別沉重的包袱。

那些讓我們很在意的事，會以各種「念頭」的形式，在腦海裡不時浮現，一再上演，持續影響著我們的生命。直到有一天，當我們真的想清楚，不再耿耿於懷了，才能真正放下這個「包袱」。而由「包袱」化身而成，分分秒秒出現在腦海裡的念頭，則會牽動著體內的許多生理作用，包括神經迴路與器官組織的連結、自律神經反應、壓力荷爾蒙的釋放、免疫系統的動員等等。這些作用一旦過度運作、擴大影響層面，就可能引發各種疾病，例如：由交感神經系統與副交感神經系統所組成的自律神經系統，如果承受不當的情緒與壓力，就容易導致自律神經失調的問題。

我們的認知、感受、情緒、想法，甚至是內臟活動等各式訊息，都可能形成「念頭」來影響心念。根據多年全人整合照護與能量醫療的臨床經驗，絕大多數的疾病或身體的疼痛，都與「心念」有關。如果能夠學習如何調整心念反應，減少因想法與情緒失衡所帶來的影響，對於維護身體健康很有幫助。臨床上也有愈來愈多的實例證實，只要能釋放卡住的情緒能量，許多頑固的疼痛或疾病，經常能夠得到快速緩解。

5 中醫與心念

在宏觀的醫學系統下，我們發現情緒對於身體會帶來顯著的影響，傳統中醫也明白指出，情志、心念與臟腑之間有著明確關聯對應的系統架構。前面提到，我們對於挫折的、負面的，造成內心創傷的記憶，直覺反應經常是忽視、避開或假裝忘記，但往往愈是逃避，愈是容易把這些傷痛的經驗深深埋入潛意識。

由於事件經過一段時間之後，傷口表面會慢慢癒合，痛感漸漸趨緩，讓我們產生「已經完全康復」的錯覺。直到接觸到某些人事物，導致創傷的記憶再度浮出腦海，傷口再一次被撕裂產生劇痛時，我們才會發現，原來那些帶來傷害的記憶，根本沒有離開過。事實上，就算我們以為那些創傷、壓力、擔心、內疚等塵封多年的記憶已經遠離，但是大腦與身體不同部位之間的神經迴路，依然明確的刻劃著記憶與心念之間的種種連結。

中醫重要典籍《素問》有所謂的「五志說」，內容提到：「百病生於氣也。怒則氣上，喜則氣緩，悲則氣消，思則氣結，恐則氣下，驚則氣亂。」意思是各種疾病的發生都跟「氣」

有關，一個人在生氣憤怒時，氣會一下子急速上升失衡；人若狂歡狂喜，情緒過度張揚，氣就容易變得渙散放縱；人若悲傷陰鬱，氣就會消沉無力；人若是恐懼害怕，氣就容易低下萎靡；人若是憂思過度，氣就容易凝結無法流暢；要是人受到驚嚇，那麼就容易使得氣場動盪混亂。

臨床經驗也一再證實，許多久治不癒的病痛、慢性病，經常與糾結的情緒有關。回應到中醫說的：「肝，在志為怒；心，在志為喜；肺，在志為憂；脾，在志為思；腎，在志為恐。」指的就是不同情緒會對應到不同的器官，一旦特定的情緒過於強烈，就可能導致與特定情緒相應的器官受到傷害（參見下頁圖6）。

怒傷肝

人如果處於憤怒、生氣或挫敗的情緒中，就會觸動身體做出「戰與逃」的直覺反應，引起交感神經亢奮，導致血壓上升、肌肉緊繃。我們的臨床經驗也發現，很多罹患慢性肝病或膽道相關癌症的病人中，多數患者都有長年吞忍、隱而未發的怒氣，因此若是能夠釋放內在糾結已久的怒氣，可有助於提升肝臟功能，進而幫助肝膽相關癌症患者的病情得到緩解。

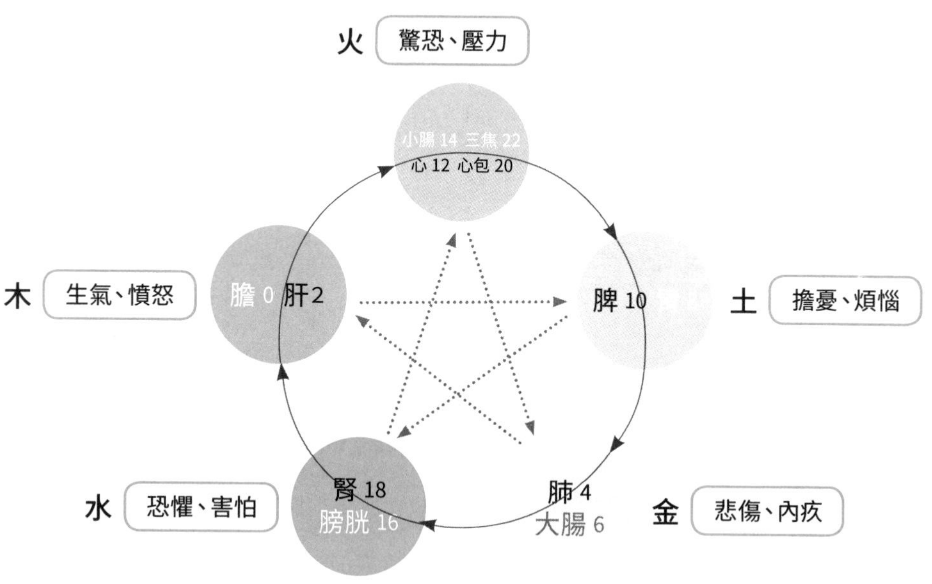

圖 6 五行生剋圖示。木生火、火生土、土生金、金生水、水生木，是五行相生的關係；木剋土、土剋水、水剋火、火剋金、金剋木，是五行相剋的關係。圖示內的數字，是經絡循行的時刻。實線箭頭：相生、提升；虛線箭頭：相剋、抑制。

喜傷心

中醫指出，人若處在過於亢奮、激動、高張力的情緒中，會影響到的器官就是心臟。中醫的「心」並非僅指單一臟器，而是代表著精神、意識、思維層面。過喜傷心在臨床上的表現，常常是精神劇烈振動，心思無法集中，造成失眠、多夢、心悸等各種症狀。而無論是驚恐或驚喜，因為強大的壓力導致激烈的情緒起伏，都可能傷害了「心」所對應的各個臟器。

思傷脾

脾臟負責身體的消化與運化，思慮過多，容易操煩焦躁的人，常會出現食慾不振或營養不良的問題。脾臟若有損傷，臨床上可能出現消化不良、便祕、胃痛、胃酸過多或精神不濟、無精打采等症狀。

西方醫學的解剖生理與神經醫學研究顯示，消化道的蠕動、分泌等功能，是由副交感神經所調整與控制，當擔憂、思慮、壓力增加時，交感神經會處於亢奮狀態，相對的，副交感神經會受到抑制，消化道的功能也會明顯受到影響。在擔憂、思慮、壓力下，神經迴路與內分泌的反應和活動程度會瞬間快速變動。

悲傷肺

一個人如果情緒低落、憂鬱悲傷，直接影響的器官就是肺部。中醫說肺主皮毛，又說肺與大腸互為表裡，因此肺部健康與否，會反應在皮膚好壞或大腸的蠕動吸收功能上。

如果一個人處於強烈的悲傷中，或是去回顧極度憂傷難過的時刻，觀察他的身體動作、姿勢、反應，以及肺部與呼吸道的變化，會發現大腦與軀幹及肺部，產生了強力的神經迴路連結。多年的臨床門診經驗，我們發現許多肺癌患者，或是罹患難以對治的皮膚病、大腸疾病的病人，經常都帶著很深的悲傷或內疚心情，所以要避免讓自己長期處在悲哀憂思的情緒中。

恐傷腎

中醫認為腎臟貯藏精氣，是生命的根本，腎臟的健康與否影響一個人生長、發育和生育等能力。人若長期處在憂懼驚恐之中，總是提心吊膽，動不動大驚小怪，就難免損傷腎臟功能。我們的門診經驗也發現不少腎臟功能不良，甚至需要長期洗腎的病人，內心經常帶著長久以來難以解釋的恐懼感。

除了中醫典籍裡所提到不同的情緒會對應到不同的器官，以及過度強烈的特定情緒，可能造成的某些病症，根據我們多年的臨床門診經驗，絕大多數的慢性病、惡性腫瘤、自體免疫疾病，甚至是那些難以對治的頑固疼痛，以及束手無策的過敏、皮膚病等慢性病症，都與個人潛在的情緒有著強烈的關聯。這些深藏的情緒，有些可以追溯到過去的經驗，有些則是當下還在發生中的事件，只有病人察覺到自己的內在心念，願意正視問題，並且好好放下不必要的情緒，才能幫助自己跳脫內在潛意識的強力連結，找回本有的健康。

中醫強調，不同的情緒會對相應的臟腑器官帶來影響。臨床上也看到，人會外感風邪或遭受細菌病毒的入侵，多數都是在自體免疫力低下時；而免疫力的低下往往與心念浮動、勞累、壓力，或情緒起伏過於劇烈有關。

事實上，人類大腦的運作，不同的情緒之間本來就會相互連結、彼此影響，就像金、木、水、火、土五行相生相剋，彼此環環相扣一樣，人的情緒也是如此。例如出現憤怒或不認同的情緒時，人就容易亢奮激動，但稍加平復後，往往會開始擔心思慮，甚至出現內疚、難過、自責，進而產生害怕、退縮的情緒反應。這樣的情緒轉變，經常是一個循環連動的過程，也就是說，我們對於人事物的情緒反應，並不是單一的，而是交雜了程度不同的各種情緒，並且隨著時間的推移，不同的情緒之間也會跟著消長變化，也許一開始是生氣，但最後反而感到悲哀。從神經醫學的角度來看，種種想法、念頭所導致的情緒轉換，就是人類大腦運作機制下產生的一連串反應。

中醫的辯證觀念中，還提到陰陽、表裡、寒熱、虛實等相對應的概念，從不同的症狀情況去判斷，進而決定治療的方向，「陰陽表裡寒熱虛實」短短八個字，就道盡了中醫臨床處置的核心要點。從個人內在情緒意志，到外在所感受的風寒邪毒，影響遍及五臟六腑的表面肌理，再配合個體體質的虛實及寒熱狀態，進而具體呈現身體結構面向的各個重要訊息後，據以做出診斷與對治。

中醫的情志觀念，是幾千年傳承下來的經驗，絕對值得我們在維護健康上做為重要的參考。雖然現代的儀器檢查，還無法對於情志與疾病的關聯做出定量明確的檢測，但是透過臨床經驗與實務觀察，的確可以看出情緒與疾病之間有著無法忽視的關聯性，只是個中的機轉，還有待更多研究深入探討，去找出得以重複驗證且可以預期的因果關係。儘管如此，維持心念與心境的平和穩定，減少不當的情緒能量可能對身體帶來的負面影響，依然是健康維護上很重要的方向。

無論是中醫數千年的宏觀觀察與歸納，或是西醫數百年來對於物質的微觀研究，都是醫學相關從業人員持續提升醫療技術、不斷精進的途徑。不同的醫療角度，有其不同演進過程的時代背景，沒有好壞對錯。除了目前的中醫、西醫之外，透過「心念」去了解各種肉眼不可見的能量，對於人與人、人與環境之間所產生的動力的變化與影響，也有助於更完整的理解各種疾病的源頭與真實的病因，進而做出相應且適當的調整與改變，才有機會幫助病人找到緩解或對治之道。

根據多年的全人整合照護經驗，顯示絕大多數的疾病與「心念」有關。如果以「身、心、靈」的角度來看待疾病常見的發生過程，從心念到疾病的因果流程，往往是從「關係議題」開始。不同的人際關係，引發各種情緒糾結與內心創傷，而這些情緒糾結與內心創傷的記憶，在沒有得到適當處理的情況下，成為日後疾病發生背後的重要推力。

本書所提出的「心念醫療」或「能量醫療」觀點，要闡述的重要觀念在於：「疾病是結果，背後『心念』的活動，以及心念與情緒能量的運作才是主因，是導致疾病的重要推力所在。」一直以來，我們所認知的「身、心、靈」觀念，如果從影響個人健康的程度來理解，應該改為「靈、心、身」這樣的順序，也就是「靈性」的家庭與人際關係問題，往往會導致「心理」的情緒起伏，造成焦慮、憂鬱與失眠等問題，進而影響「身體」內許多的神經迴路、內分泌，與免疫系統之間的反應；靈、心、身三者間環環相扣，互相作用。

臨床上「心念與情緒能量醫療」有許多實例和真實個案可以分享，包括是高血壓、糖尿病等慢性病患者如何透過調整心念，釋放背後連結的情緒能量，幫助血壓、血糖回復正常值，不再需要藥物控制；以及大腦主要動脈高度狹窄的病人，在心念改變後，逆轉改善病情的臨床案例；亦或是頑固皮膚病患者的快速改善，在後面的章節會進一步介紹。

現代人的生活與工作壓力極大，在與人、事、物的互動過程中，難免會有情緒起伏。平時我們可以透過簡單的能量運動，幫助自己緩解疲累、提振精神、減輕壓力或降低焦慮恐慌，適度的釋放與調整能量，藉以穩定身心。

例如出現生氣憤怒等情緒時，可以練習肝膽神經淋巴排毒或連結二、六脈輪的能量運動；如果是恐慌、驚嚇、自律神經失調的問題，則可以透過轉換三焦經或調整心經的能量運動來幫助平衡；有關壓力、焦慮、擔憂、緊張的情緒，可以練習撥開頂輪、提升頭部氣血、平衡或鎮定三焦的能量運動著手；若是悲傷內疚或情緒無法釋放的話，就練習神經淋巴按摩法或是開啟沖脈／命門的能量運動；至於害怕不安的情緒，則可以做調整膀胱經和腎經的能量運動。

詳盡的能量運動說明，可以參考《情緒五行ＤＶＤ》。

想了解更多

詳盡的能量運動說明，請掃描 QR Code，參見《情緒五行 DVD》。*https://ppt.cc/fvCdox*

PART

2

心念與身體

一九八一年艾德博士（Robert Ader）提出「心理神經免疫學」（psychoneuroimmunology）的概念，開啟一系列了解免疫系統如何與大腦交互作用而影響人體健康的研究。在我們結合神經醫學、內科學、中醫學、能量醫學，從事多年臨床行醫，結合全人整合醫療照護的實務經驗等領域後發現：心念是大多數疾病背後的重要原因與推動力。

一直以來我們所認知的「疾病」，那些肉眼可見的物質結構改變，或是病人感覺到身體異常變化的症狀，其實都只是冰山一角，許多「水面下」各種因素運作多時的能量場域與物質結構的變化，經常才是導致疾病真正的原因與過程。如果治療只針對症狀做處置，那是治標，而非治本，就像很多癌症患者，即使經由手術切除了腫瘤，若是無法看清水面下真正的原因，未能針對「病因」做出調整與對治，癌症隨時都可能捲土重來，或是轉移到其他器官，形成不同的疾病。

研究顯示，身體的神經網路與免疫器官，例如胸腺、脾臟、血管，還有免疫系統的細胞之間有密切的關聯，並且彼此互相影響，例如神經系統釋放的「神經肽」（neuropeptides）或是「神經傳導物質」（neurotransmitters），也會直接作用在免疫系統，而人體情緒的反應中樞——大腦邊緣系統（Limbic System），一旦受到各種壓力產生強烈情緒起伏，也會直接影響免疫系統的作用。

1 心念與神經迴路

當我們思考時，就容易進入由許許多多念頭編排而成的故事情節裡，這些故事情節可稱之為「心念流」。心念流會串連許多我們所在乎的事情，從過去連結到現在，再到未來。從神經醫學的角度來看，心念流就是透過神經迴路的連結，把一直以來儲存在我們腦海中，那些曾經引起我們強烈情緒反應，且持續活躍著的記憶內容，與當下或未來的認知、想法等素材排列組合，加以編寫而成的各種故事。

這些故事的源頭主要是過去的記憶，而這些記憶之所以能夠保持活躍，往往是因為人對這些發生過的事情一直很在乎。就好像在網路上搜尋資料，輸入某個關鍵字，與關鍵字相關的各種資訊就會陳列出來。關鍵字就是我們所在乎的記憶，而搜尋的結果就是與記憶直接或間接產生連結的事件內容；兩相交互作用的結果，就形成千千萬萬的各種心念。

心念流的許多內容，都是透過腦部神經訊息的迴路與連結，由大腦神經細胞發出指令，經由神經連結到多個大腦神經迴路，串接起我們所在乎的事情及其所衍生的各種故事、想法、念頭……這些心念，如果數量太多太雜，就會成為大腦的負擔。雖然如此，心念流既是神經迴路的連結，有源頭、有次序，也有連結後的具體想法與故事，所以我們可以試著調控心念流，不讓心念流狂亂發展到失控的地步。而要調控心念流，首要之道就是「專注在當下」，透過專心一致，去覺察我們內在的想法與情緒。

2 心念與內分泌、免疫等系統

大腦是身體的主宰，控制著神經系統，人體需要依賴神經、呼吸、內分泌、心臟血管、肝膽腸胃、腎臟泌尿、骨骼肌肉及皮膚等各個器官與系統的正常運作，才能確保各種功能的正常發揮。

其中，神經系統的路徑網路負責傳遞訊息以串連全身器官的感覺、運動、協調功能，以及連結內臟器官的訊息；而包括下視丘、腦下垂體、松果腺、甲狀腺、副甲狀腺、乳腺、腎上腺、胰臟的胰島、卵巢、睪丸等重要器官的內分泌系統，則用來維持身體的恆定，分泌各種固醇、胜肽荷爾蒙等調控全身各器官的功能；至於免疫系統屬於疾病防禦與修復系統，主要包括骨髓、胸腺、扁桃腺、淋巴結、脾臟等器官，各自負責不同的功能，一旦有細菌、病毒等微生物入侵時，免疫系統就會發揮作用去對抗外來侵襲，維護身體健康，並協助修復身體組織。系統與系統之間除了各自分工，同時也會相互合作，例如內分泌系統與免疫系統之間有著頻繁的雙向調節作用，藉以維持身體的平衡穩定。

「心念醫療」的主軸即在於回歸身體的主宰——「大腦」。由於大腦是神經系統的最高主管，也是思想、語言、感受、想法、念頭、情緒等心念活動最主要的來源，又與免疫及內分泌系統密切聯繫，相互依存，同時透過內分泌系統產生的荷爾蒙，在全身各個器官組織發揮作用，因此人體健康與大腦息息相關，透過大腦來調整影響健康的心念，比起直接處理失能的器官臟腑，也許更為有效。

3 所有疾病都與心念有關

在主流的西方醫學架構下，疾病的發生歸因於「細胞組織等物質層面的結構改變」，也就是說人之所以生病，只是多種物質層面變動的結果。實際上，在物質層面改變之前，能量層面往往早已出現異常，正是在物質層面與能量層面兩方作用的結果下，疾病與症狀才會慢慢顯現出來，因此疾病的形成絕對不只是物質層面變化的結果。

各類疾病、慢性病及頑固性病症等，可以說幾乎所有的疾病，直接或間接的都與「心念」有著高度關聯性。多數疾病的產生，包括那些「不明原因」的各種慢性疾病，背後都有著「心念」的因素。這些心念因素，經常是病患對某些人或事件產生強烈感受或情緒的糾結有關，可能發生在過去，也可能是持續進行中的事件，如果能夠找到源頭，去釋放那份情緒背後的能量，病情或症狀便能有所緩解。

心念的運作過程會讓人產生想法，很多的想法會串連起程度不一的各種情緒作用，而帶著情緒的想法，就會引發帶動大腦與身體的許多反應過程。這個過程就是身體許多疾病之所以生成，背後很大的動力來源，小到輕微的疼痛、血壓的浮動、血糖的上升，大到自體免疫疾病、惡性腫瘤等各式難以治癒的重大疾病，在我們的臨床經驗中，經常都可看到疾病與心念之間有著明顯的相關性。

愈來愈多臨床實例證明，透過找出心念的情緒能量來源，並加以釋放之後，許多長年的疾病症狀得以快速消失，甚至促使物質層面的異常結構得到逆轉。也因此，可以確認導致疾病產生的原因是有不同層次的，未來醫學研究必然會更加深入研究「心念」與「能量」層面。

除了疾病，其實「意外傷害」也跟心念有關。很多人可能認為外傷是突發事件，是意料之外的事情，與心念八竿子打不著。雖然從傳統的觀點來看，外傷是突發且不可預料的結果，但是外傷的發生，往往是「因緣」相生的必然結果；正是有了背後的「因」，加上當下的「緣」，兩者兼備，因緣俱足，才會導致意外傷害的發生，而這背後的「因」，常常與個人的心念有關。

診間有很多實例，一旦病患能夠改變心念，或是適度的釋放情緒能量，即使是難以對治的頑疾或重病，在瞬間就得到改善，逐漸痊癒，就算是訪遍群醫仍然束手無策的重疾，也有逆轉的真實案例。因此，我們提出所謂的「心念醫學」觀念與架構，透過「心念醫學」的概念與思維，希望可以讓許多常見卻難以根治的疾病，找到改善的方向，與可能的對治之道。

PART

3

心念與疾病

癌症與心血管疾病

1 高血壓常是壓抑或壓力所造成

春郁半年前參加公司的年度健檢時，意外發現自己居然有高血壓的問題，於是開始服用醫師開的降壓藥，但半年下來也只是讓血壓不再飆高，沒能恢復正常。高血壓雖然是現代人常見的慢性病，但大多數病人就算乖乖吃藥也沒有辦法根治，因為不想一輩子都要靠藥物控制血壓，所以春郁特地來我的門診，看看有沒有其他的辦法。

春郁十多年前離婚後，就獨力撫養兩個兒子，一心一意就是想著要爭一口氣給前夫看。抱持著這樣的心念，她對孩子的教養可說是用盡心思、無微不至，也因為對小孩的過度關心和煩惱，春郁整個人的能量都糾結在一起，連帶的讓身體也有了反應，導致血壓跟著飆升。

小兒子的問題尤其讓春郁傷透腦筋，每每看著小兒子，就覺得他和前夫的個性實在是太相似了。春郁為了不讓小兒子變成像前夫那樣的大人，對小兒子總是格外嚴厲，為的就是要「扭轉」小兒子那些和爸爸很相似的特質。

春郁告訴我：「小兒子和前夫簡直一模一樣，前夫那些缺點，像是對事物的看法很負面、很悲觀，凡事總是看到不好的那一面、情緒容易失控，小兒子居然都學到了。他正在青春期，個性莽撞又直接，沒有耐心又衝動，動不動就跟別人有摩擦，學校老師也跟我反映過很多次。我真的覺得這一切都是因為前夫的關係，所以我一定要好好教育小兒子，擺脫前夫的那些負面特質，千萬不能跟他爸爸一樣。」

我對春郁說：「兒子跟爸爸很像，是再正常也不過的事吧！孩子本來就從父親身上承繼了很多有形和無形的事物，生命能量有一半是來自爸爸，如果排斥孩子的爸爸，對孩子來說就等於排斥自己。你如果一直把自己的喜惡強加到兒子身上，一再的抗拒兒子有與前夫相似的地方，最終只會讓小兒子不想跟你靠近。你必須學習尊重和接受兒子像爸爸的部分，就像前夫也要尊重兒子和你相像的地方啊！」

接著，我請春郁在心裡對小兒子說：「孩子，你的爸爸是值得被尊重的人，如果你想要，可以選擇像爸爸一樣。」只有如此，孩子才會感到被支持，才有信心抬頭挺胸的迎接人生，也才能真正和自己的父母靠近。

春郁一直都是個很節制、很認真的人，凡事都要求自己正面看待、保持樂觀，務必做一個正向的人，一旦意識到自己有負面情緒或灰暗想法，就會不斷告訴自己不可以、不應該、不能夠，非逼著把焦點放在光明面上不可，絲毫不容許自己消極看待事情，更不允許沉浸在任何負面情緒裡。這些年來，春郁覺得自己在追求正向人生這件事情上做得很好，甚至愈來愈得心應手，是個十足正能量的人，她希望兩個兒子也能這麼正面積極。

雖然春郁自認為自己很正面，但內心其實常常在批判他人，動不動就會出現：「這個人怎麼這樣、那個人怎麼那樣、誰誰誰又怎麼樣……」的想法，對很多人、很多事，春郁都看不過去。雖然表面上什麼都沒說，實際上一旦起了心念，能量就已經產生。問題在於春郁又總是告訴自己不能有負面的想法、念頭或情緒，所以一旦這些批判、議論冒出來，她就逼著自己壓下來，裝沒事，當做什麼都沒看見。久而久之，春郁在不知不覺中因為心念所引起的那些明明存在，卻一直沒能流動發散的能量，就在春郁體內奔竄，影響了她的身體健康。

我告訴春郁：「無論有什麼樣的情緒或想法出現，都不需要去抗拒，雖然我們不該把情緒發洩在別人身上，但也不需要一味的把情緒往自己的內在壓縮隱藏。最好的方法是，當下有什麼心念，都讓自己如實的接受，讓情緒自然流動，遇到情緒出現時，不妨告訴自己：『我現在正在體驗生氣的感受、我現在正在體驗傷心的感受……』如果習慣什麼情緒都往內在壓抑，或否定某些情緒的存在，反而容易產生壓力，這也是為什麼你明明飲食清淡、作息正常，也沒有什麼不良的生活習慣或家族病史，但血壓卻會一直高起來的原因。」

如果覺察到自己有生氣的感受，除了強自壓抑或刻意忽略，其實還有很多不同的處理方式，像是靜靜的看著憤怒的情緒流動，或是做一些釋放情緒的能量運動，也可以出去跑一跑、叫一叫，讓情緒抒發，就是不要一直往內在壓抑，或否定自己有這樣的感受，以為這樣就沒事。春郁要允許自己和孩子可以自由的表達情緒，就像嬰兒想哭就哭、想笑就笑，讓那些不舒服的能量可以很快流出去。嬰兒的身體之所以很柔軟，也從來不會有高血壓的問題，就是因為小嬰兒的情緒總是可以自然流動。

此外，春郁也要學習接受他人本有的模樣，我們所看到的往往是他人的行為，但一個人的某些行為不等於這個人。每個人的內在都有神性或佛性，都是美好的，是我們自己的偏見使得我們無法看到對方的美好。至於一個人為什麼會產生某種行為，背後都有不得而知的因果關係，所以不應該妄加斷語。

雖然如此，一旦我們有什麼心念或感受出現時，也不用刻意去追求或抗拒，因為心念只是心念，感受也只是感受，這些都會來來去去，過了就沒了，並沒有什麼意義。高興時，就去覺察高興的感受；悲傷時，就覺察悲傷的感受——無論是高興或悲傷，都一樣會過去。當我們覺察到自己有很多想法不斷冒出來，就看著這些想法，如實的接受它們，不需要自責或是抗拒，不必批判自己：「我怎麼可以那樣想！」「我一定要正向思考！」「我不可以悲觀！」這些反應都是沒有必要的。

很多人害怕想法，把想法當成事實，或是害怕想法會成真。但想法只是想法罷了，既不是事實，也不會因為有了什麼想法，就一定會變成事實。就好像我們可以想像自己是一根香蕉，但我們並不會真的變成一根香蕉；又或者我們也可以想像自己是比爾．蓋茲，但再怎麼樣我們也不會變成他。同樣的，我們也可以想像自己是個大壞人，或是個大好人，但不管怎麼想，我們既不會變成好人或壞人，我就是我，也只能是我，跟內心的想法無關。

無論好的或壞的念頭，其實都沒有真實性，既然如此，又為什麼要在乎呢？我們可以想像自己是一個倒楣鬼，但並不會因此變成倒楣鬼。女生也可以想像自己是一個男生，但就算這樣想，女生也不會真的變成男生。那何必要去在乎一個完全沒有真實性的想法呢？一旦我們只允許自己接受某些想法，刻意禁絕某些想法，就只會讓自己的內在和外在產生很多衝突和壓力。

人生在世，難免有爭執、有煩惱、有痛苦；在各種關係裡，也一定有和他人意見相左或想法不同的時候，理想的應對之道不是視而不見，或是抗拒防堵，而是學著去接受，尤其是在別人身上看到某些特質而感到討厭時，追根究柢往往只是反映了自己感到討厭也無法接受的那個自己。不要給自己貼標籤，不自欺欺人，也不必刻意去追求什麼，因為凡事都是一體兩面，當我們一直在追求所謂的「正面」時，那些所謂「負面」的什麼，經常就會如影隨形，變得更加明顯、更為強烈。

所謂的正面思考，從來就不需要認真追求，人只要能接受世間如實的樣子，自在輕安的去面對一切就好，如果對自我很嚴格，非得要求自己做到什麼，那反而會把自己卡住。有正面就一定有負面，反之亦然，如果我們一心追逐所謂的正面心念，自然就有抗拒、討厭、排斥的負面心念。其實想法就只是想法，感受也只是感受，不需要貼上正負的標籤，更不需要以此做為追求或抗拒的標準。

臨床上，有許多像春郁一樣的案例，經過心念的調整，釋放壓抑的情緒之後，血壓逐漸恢復正常，也不再需要長期靠藥物控制了。

2 怨念太深或缺乏愛的滋養，容易導致乳癌

來我們的診間就診的女性癌症患者中，乳癌出現的比例最高，雖然導致乳癌的原因有很多，但透過觀察乳癌患者的能量，我們最常見到患者有以下兩種極端心念：一是把所有的責任都攬到自己身上；二是把所有的責任都推到他人身上。

把責任都攬到自己身上的人，習慣把身邊所有人的問題，甚至是寵物的問題，都當成自己的問題來操煩，並且不斷用這些問題來鞭打或責備自己，認定自己是個很差勁的媽媽、妻子、女兒……都是因為自己失職，才會讓身邊的人這麼辛苦，像自己這麼差勁的人，實在沒有存在的價值。至於把責任都推到他人身上的人，則認為千錯萬錯都是別人的錯，因為別人對不起我，才讓我成為無辜的受害者，自己實在很委屈可憐，都沒有人來愛我或是照顧我。像這兩種極端的心態，都可能讓胸部的能量堵塞卡住，久而久之就容易導致嚴重的疾病，而乳癌就是最常見的病症之一。

乳房是女性用來滋養生命很重要的部位，要是我們希望自己全然扛起他人的生命課題，

或是認為別人應該為我們的生命負責時，原本能夠滋養生命的能量／能力就會被卡住，因為這個世界上沒有任何人可以代替他人做出改變，也不可能替他人受苦；反之，每個人所必須負起的責任或功課，也無法假手他人，也就是說，我們既無法為他人的生命負責，也無法要求他人為我們的生命負責。

華人或東方文化往往教育女性應該要照顧他人，甚至是為他人犧牲奉獻，特別是在家庭裡，一旦家人受苦或生病，自己卻無法幫上忙時，身為女性就會覺得好像是自己有什麼缺失，因此感到傷心難過、內疚自責，甚至在潛意識裡會想著和對方一起離開這個世界。女性如果抱持著這樣的心念，承載滋養生命能量的乳房，就容易因為能量卡住而產生病變。

在能量的呈現上，抱持這種思維的女性，幾乎都帶有很深的無力感，她們經常以嘮嘮叨叨的方式，希望提醒家人，讓家人能夠趨吉避凶，愈來愈好，但無論再怎麼努力，即使用盡全力，甚至犧牲自己，家族親人也不可能如她所願，天天幸福快樂，日日健康平安，個個學業順利，人人事業有成，因為這些不切實際的期待超出個人能力，畢竟世事本來就無法盡如人意，必然常常感到失望，而這些挫敗、無力和內疚感，久而久之就成為巨大的壓力，對身體健康造成傷害。

其實生命本來的樣貌就是無常，人本來就很難去管束他人或受他人管束，更別說要去改變對方，即使是出於善意，但當我們耗費心力，毫無保留的為他人付出時，潛意識裡自然而然會出現「活著好累」的念頭，這時就可能會在無意識中希望自己可以生病或死亡，好讓疲憊不堪的自己得以休息。如果沒有自覺到自己有這樣的潛在心念，久而久之，就可能真的會朝著生病死亡的方向走去。因此，我們要學習把不屬於自己的功課還給對方，尊重每個個體都有面對生命議題的機會，無論是痛苦或快樂。在愛別人的同時，也要懂得愛自己。

華人傳統女性在家中的地位總是不如男性，重男輕女，男尊女卑的過時觀念，造成很多女性從小就被教導要遵守三從四德，以為女性本來就是要為孩子、先生和家庭犧牲奉獻，才能算得上是賢良淑德的好女人。女性一旦抱持這樣的觀念行走人生，很容易忽略自己的真實需求，習慣把他人的責任都攬到自己身上，也可能在自覺為家庭親人付出的過程中，做出許多妥協，卻得不到相應的回饋或感謝，結果只是不斷的否定自己，責怪自己，讓自己的能量凍結卡住。

也有些在重男輕女、男尊女卑的家庭環境長大的女性，總覺得做女人好累、好悲哀，潛意識裡很抗拒女性特質和女性器官，這些女性也特別容易罹患女性器官的相關癌症，最後常面臨不得不割除這些具有女性性徵的器官來治療疾病。

另一種極端的心念，則是把所有的責任都推到他人身上，認為千錯萬錯都是別人的錯，是別人對不起我，自己沒有錯，別人要為我的生命負責。這樣的心念，常常在伴侶關係中被劈腿或遺棄的女性身上看見，她們總是帶著很強的怨念，而這股巨大的怨念往往會深深的傷害自己，尤其是象徵女性特質的乳房部位。

身處伴侶關係中的兩人，之所以會從相愛走到不愛，往往是雙方的互動已經出了問題，才會有後續的外遇或出軌。這樣的事件其實是兩人共同製造的結果，雖然表面上看起來好像是一方不忠誠，但如果深究問題的根源，常常會發現兩人之間早就已經有很多摩擦和不愉快，關係早已出現裂痕。

一段關係如果有了裂痕，卻沒有人主動修補，放任裂痕愈裂愈大的結果，就是直到其中一方受不了，或者某一方遇到自認為更適合的對象，讓這段關係無以為繼，最後只好走向結束。但在過程中所產生的各種怨懟、憤恨、悲傷、惱怒……都可能對身體造成嚴重的傷害，導致病痛的發生。

無論是習慣包攬他人生命責任，或是總要他人為自己的生命負責，都不是健康的心念。這並不是說身為女性不能夠為他人或家庭奉獻，必須自私自利，而是身為女性也要照顧好自己的需求。若是家人遭逢挫折不如意，或是生病甚至死亡時，不要習慣性認為都是因為自己有缺失或是做錯事，理所當然的把責任一肩扛起。世間的事情之所以會發生，都有其因緣，不見得是任何人的錯，或需要由誰來負責，我們要學著接受當下的情況，真誠的祝福對方，可以改善或改變的，就予以反思，加以調整，但我們能改變的只有自己，無法要求對方配合我們做出改變。

至於總是認為自己毫無責任的人，其實是把自己的人生決定權交到別人手上。每個人都有此生的功課要學習，沒有人可以為我們負責，一如我們也無法為他人負責，不要期待任何人可以為自己的困境負責。別人可以不愛我們，但是我們得要學習愛自己，我們可以決定自己究竟是要充滿怨念，或是充滿愛和祝福的過生活，這是只有自己才可以為自己做的選擇。

3 乳癌和女性癌症患者，請學習愛自己

台灣每天約有二十二名婦女確診罹患乳癌、每天約有五名婦女死於乳癌。在台灣，罹患乳癌的病患多為中年女性，平均發病年齡約為五十二歲，其中又以四十五至五十五歲的年齡層發生率最高，其次則是三十五到四十五歲。這樣的統計結果，與歐美女性乳癌好發於五十五歲以上，且隨著年齡愈高罹患率愈高的趨勢，有很大的差異。

雖然目前西醫論述中，有關台灣女性罹患乳癌的原因，比較有共識的說法是因為飲食及生活西化，但若進一步思考就會發現，這個解釋似乎無法合理說明為什麼台灣女性乳癌好發年齡會較歐美女性來得早。如果台灣女性罹患乳癌真的和飲食及生活西化有關，那麼西方女性打從娘胎就暴露在西化的生活方式和飲食習慣中，照理來說西方女性的乳癌好發年齡，應該要比台灣女性更早才說得過去，但事實並非如此。

人體一共有十二條經絡，傳統中醫和經絡能量醫學的觀點認為，如果經絡的能量受阻，則相對應的身體部位就容易產生病變，從五行運作的角度來看，十二條經絡之間，彼此相生

相剋，而通過乳房的人體經絡有很多條，包括胃經、脾經、肝經以及心包經等，因此只要其中一、兩條經絡堵塞，氣場不流通，整個人就會有沉重或緊繃感，對能量或氣的流動特別敏感的病人，甚至會知道什麼部位的氣場流動塞住了。

許多女性乳癌患者來我的診間時，從她們的能量中，經常可以發現導致乳癌細胞生長的背後原因，雖然每個人的原因都不盡相同，但是最常見的課題經常都連結到「我想要被愛」的心念，無論是被劈腿所產生的怨恨，或是覺得「活得好累」的無力感，東方社會一直以來重男輕女、男尊女卑，強調男主外、女主內的傳統文化，很容易使得許多女性無法看到自己，很難發自內心的尊重自己、愛自己，尤其是去愛身為女人的自己。

傳統華人文化認為家族只能由兒子繼承，過去孩子出生理所當然的從父姓，只有兒子才有資格傳承家族的一切，才是嚴格定義的所謂「自家人」。說起來，華人姓氏也就那麼幾百種，同姓氏的人多得是，不同姓氏、本家的區分，其實都只是傳統價值裡硬貼上的標籤罷了。隨著文化和觀念的不斷轉變，現代社會未婚人口比例不斷上升，加上少子化、小家庭化，未來送終、祭祖、養兒防老、傳宗接代的社會風俗與觀念，勢必會愈來愈薄弱，也許再過不了幾個世代，這些傳統習俗都可能消失殆盡。

現今七十歲以上的女性，往往是比較認命的一群，從小到大，她們一直被灌輸男性優勢的觀念，所以她們也習慣視男尊女卑為理所當然，甚至奉為信仰，終身信服，並且就這麼傳承給下一代，所以當她們因為性別而遭受不公平對待的時候，內心並不太會有什麼抗拒或衝突，也不至於卡住情緒。對這一個世代的女性來說，家裡的事本來就是男人說了算，父親、先生，甚至兒子，才是一家之主，男人本來就是要傳宗接代、繼承家業，女孩子終究要嫁做人婦，變成夫家的人，所以父母長輩偏愛或看重哥哥弟弟，既是人之常情，也是理所當然，根本沒什麼好抗議或計較的。

這一輩的女性婚後，也常會以夫家為重，即使遇到惡婆婆，也只能逆來順受，再加上這個世代的女性，多數人沒有機會接受太多教育，所以工作機會有限，經濟獨立的能力較弱，必須依賴另一半的供給，所以更是聽從先生和夫家的吩咐或指令行事，抗拒心和怨懟心相對較少，所以這一代的女人，罹患乳癌的比率相對較低。

但是對於再下一代而言，也就是目前所看到乳癌好發率高、現今三十五歲到六十五歲的女性，因為文化和社會風氣的陸續轉變，這一個世代的女性開始有了較多機會接受高等教育，也因此有更多理想的工作選擇，兩性平等的觀念進而得到啟蒙。問題在於這個年齡層女性的父執輩，雖然也聽過男孩女孩一樣好的概念宣導，但大多數骨子裡還是重男輕女，就算願意讓女兒接受高等教育，但是內心很難完全認同男孩女孩一樣好，所以給兒子和女兒的對待還是有所落差，潛意識裡還是偏愛兒子，造成女兒常常感受到不被父母公平對待或同等疼愛的痛苦，也因此這一輩的女性心裡特別容易不平衡。

這個年齡層的女性，為了爭取更多的認同和愛，特別是來自父母的關愛與肯定，也渴望在社會上占有一席之地，所以會加倍努力的讀書和工作，因此這個世代出現特別多表現傑出的女強人。但無論課業或事業的成績多麼傲人，許多女性內心裡那個缺愛、不斷想要討愛的小女孩，其實並沒有跟著成長。從小沒能從父母那裡得到的，長大後就期待伴侶可以供給，對伴侶經常有許多要求，一方面希望伴侶毫無保留，能夠全然的愛與看重自己，但在男女平等的前提下，又希望伴侶能平均分擔家務，尊重彼此都有權利安排孩子的教育，同時又要求財務自主。

問題是，這些女性在擇偶時，常常自相矛盾的希望伴侶要比自己強大，像是年紀要比自己大、學歷要比自己好、收入要比自己多、社會經濟地位要比自己高、聰明才幹也要比自己優越，甚至認為男人本來就應該負責養家，並且自然要擔負起保護女人的職責，追根究柢，這些女性骨子裡還是繼承了父母親那一套男尊女卑的價值觀。

不幸的是，跟這些女性同一世代的男性，從小備受寵愛和偏袒，他們受到的教育與實際生活經驗往往是男人說了算、男人可以控制主導女人、男人不需要做家務、男人比女人重要，從小到大都處在男性優越的情境中，也從來不需要負擔任何家事，所以期待這樣的男性婚後能夠適應和另一半分擔家務，並且能在男女平等的前提下尊重伴侶的想法和意見，其實是很困難的事。

這個世代的男性在職場上還要面臨跟許多優秀女性競爭的壓力，萬一遭遇中年失業的困境，必須由妻子扛起養家的責任，夫妻之間的隔閡和鴻溝就容易變得更大。因為妻子可能對於負起家中經濟重擔感到委屈又心煩，而先生處在事業不得志又失去家庭主導權的雙重痛苦下，身心往往備受煎熬，兩人情緒失衡的情況如果持續太久，爭吵和外遇問題就很容易發生，所以這一代的離婚率遠高於他們的上一代。

問題是這一輩的女性如果一直抱著既有的心念，不去釋放對父母、先生或是夫家的負面觀感，任由哀怨、惱怒、憤恨的情緒持續發酵，即使離婚了，生活也不見得會比較輕鬆，甚至可能一再被這些心念所產生的破壞性能量，傷害自己的身體和心靈。

身心是一體的，當內心抱持不快、悲傷、憤怒、委屈等情緒，身體能量就會卡住，女性如果有親密關係的情緒能量，常會卡在乳房、子宮、子宮頸或卵巢等這些女性器官上，要是能量堵塞嚴重或長期無法流動，久而久之就容易產生病變。診間有過實際案例，女性乳癌病患的情緒和心念如果得以轉變，原有的乳房腫塊甚至可能當場就會縮小或軟化，原本的沉重或緊繃感會在當下得到紓解，所以只要試著讓卡住的能量開始流動，就有可能恢復健康。

女性只要學會愛和尊重自己，就不需要一直向父母或伴侶討愛，就算需要扛起家計，或承受很大的工作壓力，只要懂得調整心念和情緒，學習專注在當下，不以受害或抱怨的角度看待伴侶或夫家，就不會讓自己的身心承受過大的壓力。虔誠的祝福這個年齡層的姊妹們，能夠學會如何愛自己以及與他人相愛的課題！

4 大腸癌、直腸癌常和內疚有關

七十歲的老趙三年前得到大腸癌，開刀後持續追蹤，結果今年發現癌細胞移轉到肺部，於是老趙跟著太太來我的診間。中醫觀點認為肺與大腸互為表裡，大腸癌轉移到肺部，經常跟抑鬱著傷心或內疚的情緒能量有關，於是我問老趙，在生病之前有沒有遇到什麼極度傷心難過，卻把情緒硬生生壓下來的事情。

起先老趙一口回絕說沒有，強調自己跟太太孩子的關係都很好，於是我問他是不是跟兄弟姊妹有什麼不愉快。老趙告訴我，他爸爸娶了三個太太，大媽生了一對兒女，卻在孩子還小時就過世了，所以爸爸娶了二媽來照顧大媽的小孩，可是二媽對大媽的小孩不好，於是爸爸和二媽離了婚又娶了第三個太太。

老趙就是第三個太太生的。老趙的媽媽生了五個孩子，三男二女，老趙是老么，他跟所有的哥哥、姊姊感情都不錯，即使是同父異母的兄姊也都處得很好，大家住得近，彼此關係很親近。

雖然老趙這麼說，但很多男人對於悲傷的情緒總是輕描淡寫，於是我問老趙的太太是不是真如老趙說的這樣，因為老趙的大腸癌跟一種壓抑、難過的能量有關，尤其是跟家族兄弟姊妹的課題有關，但他自己卻覺得一切都很好。我和老趙夫婦有一段對話。

趙太太：「老趙對兄弟姊妹都很好，幾年前已經過世多年的公公，透過靈媒跟我們說要撿骨，大伯卻堅持不許，我們覺得好像不應該置之不理，卻又不能違背大伯的意願。說起來，我先生是家裡最孝順的孩子，所以他很想順應公公的要求，可是大伯就是不同意我們去動公公的墳墓，加上靈媒也沒辦法給出什麼證明，所以我們也很難說這的確是公公的意思。」

我：「那你們有試過用擲筊的方式去跟父母溝通嗎？其實每個人都可以跟自己父母的靈溝通。」

趙太太：「我大伯自己會看地理，懂風水，他堅信自己不會有錯。」

老趙：「我有跟二哥提過，只是大哥在我們的生意上幫了很多忙，如果堅持不聽他的話，非要給爸爸撿骨，兄弟可能就要撕破臉了。」

我：「所以你就一直壓著這股氣嗎？」

老趙：「爸爸跟大媽葬在一起，但我媽葬在另外一個地方。其實我很想趁我還在，把我媽也移到和爸爸、大媽一起，不然等我們這一輩都走了，以後就沒有人會跑那麼遠去祭拜我媽了。」

聽完老趙的話，我對老趙說：「想著爸爸要求撿骨這件事，去感覺身體的反應。」

老趙停了一下，然後說：「雖然我很想處理好爸媽的後事，但是我跟哥哥的意見不同，雖然我最孝順，但是我也只能尊重哥哥的意見。」說到這裡，老趙眼淚掉了下來。

我告訴老趙：「人往生之後，有的人能量會去到更高的地方，無論是天堂、淨土，甚至是轉世，每個魂魄會跟著自己的『業』去到該去的地方，既不會待在墳墓，也不會待在塔裡，人都會跑來跑去了，更何況是可以和身體分開的靈。身體只是一個軀殼，並不等於那個人，無須因為爸媽的身體要怎麼處理，而和哥哥爭執一定要如何如何。就算在心裡祭拜，父母也會收得到，不是非得站在墳墓前才能跟父母有所連結。只要我們想到父母，就會和父母的能量連結，所以心裡有他們就好，不必堅持非得用什麼樣的形式安葬。只要在父母生前盡心孝順，就可以沒有遺憾，祝福他們順利前往下個旅程。」

我請老趙告訴父母他會好好活著，等時間到了，該離開就會離開，請爸爸媽媽祝福他，他也會祝福爸爸媽媽。說完後，我請老趙把注意力放在胸部和肚子，看看有什麼感覺。

老趙：「沒什麼感覺啊！」

我：「沒感覺不是好事，表示你對自己的身體沒有任何覺察，一般人對身體的變化會有一個敏感度，你卻鈍掉了，你還記得是什麼時候開始鈍掉的嗎？是媽媽走之後？還是爸爸走後？哪一個人的離開對你而言比較痛苦呢？」

老趙：「我媽媽離開那天，她在我眼前跟我講話，哪裡知道她說一說話，人就這麼走了……」老趙說完忽然大哭起來。

我告訴老趙：「這些悲傷的情緒，你一直都壓著，有時因為太痛苦，我們會刻意忽視身體的感受，不去連結，現在不要再壓抑，讓情緒出來。」

老趙好好的哭了一會兒，情緒平復後，我請他跟著我一起說：「親愛的爸爸媽媽，謝謝你們生我養我，我一直都沒有準備好讓你們走，很捨不得你們離開，但是你們的時間到了，得要去下個旅程學習，離開時你們沒有受太多痛苦，這是非常有福報的。謝謝你們給我的愛，我會好好的活著，直到我的時間到了。我是你們生命的延續，我永遠會記得你們，跟你們有所連結，請你們在背後支持我，謝謝你們。」

我告訴老趙：「我們可以把父母的能量放在心裡，但要學著覺察身體和情緒，適時的讓情緒流動和釋放。人的生命並不是往生就不見了，身體會有生滅現象，但是生命的本質沒有來去，身體不斷變化，但背後的覺知是不變的，所以有沒有撿骨不重要，因為生命的本質並不在骨頭，撿骨只是一個形式，不需要執著，最重要的是心有沒有連結，心裡有沒有父母的位置，請爸媽祝福你，你只要把祝福收進來就好。」然後我請老趙看看現在能不能呼吸，胸口有什麼感覺。

老趙說他的胸口放鬆了，呼吸變得順暢許多。

我對老趙說：「你不太喜歡跟人爭，卻又沒有真正放掉情緒，結果就是內傷。雖然你不會記恨，但卻一直捉住那些悲傷不肯放掉，所以才會傷到肺和大腸。你要學著去看到，試著去接受，好好的面對之後，就把那些情緒放掉。覺得悲傷時，可以跟自己說：『我現在有悲傷的情緒。』然後讓情緒流出來，不要硬壓進去，然後才能真正平靜。」

老趙說：「我還很擔心我太太，因為現在我生病，她得一個人顧店，扛起很多責任。」

我跟老趙說：「不要把自己當病人，雖然身體會不斷的變化，你現在其實還是好好的活著，身體還很好用，能吃、能看、能聽、能走，都很好。身體變化有其因緣，不要把自己當成病人，讓自己每分每秒都好好活著。更何況，並不是生病的人就一定會先走，無常一來，誰先離開都不知道。活著就是活著，如果活著卻什麼都不能做，那跟死亡沒兩樣，學習好好活在每個當下。」

現代人的生活和飲食型態，使得罹患大腸直腸相關疾病的機率大增，其實預防大腸癌或直腸癌並不難，以下幾個身心靈的建議做法可以參考：

(1) **飲食力求健康均衡**，不同的蔬菜、堅果、豆類每天都要吃，肉、海鮮、加工食品盡量少吃，同時盡量避免食用精緻澱粉、甜食或外食。

(2) 市售飲料幾乎都含有化學添加物，因此**最好自備飲水**。

(3) 平日料理可以用富含**單元不飽和脂肪酸高的苦茶油或橄欖油**，最好均衡攝取亞麻仁籽、核桃、酪梨等富含 Omega 3 的油脂，減少攝取沙拉油、玉米油、大豆油、葵花子油、芝麻油或各式調和油等含 Omega 6 的油品。

(4) 生活習慣上，除了不抽菸或不過度飲酒，也要**適度運動**，控制腰圍。

(5) **一年可做一次為期七到十天的高能量斷食**，讓五臟六腑休息、修復，幫助恢復身體乾淨。

更多細節請參閱《哈佛醫師養生法》及《哈佛醫師養生法2》。

最後，大腸癌有很大的心理情緒因素，如果我們對於過去的事總是耿耿於懷，尤其是帶著怨恨、悲傷、內疚、壓抑，都容易讓大腸出問題。要學著找出讓自己情緒卡住的無明心念，不妨透過諮商、內觀、禪修、反思自省，或向佛菩薩、上帝、神、宇宙等更高的力量祈禱等方式，釋放自己的情緒。

最後，建議經常練習《能量運動ＤＶＤ》裡處理「便祕」和「胃酸逆流」的方式來清理大腸不良的能量。如果像老趙一樣，經歷了手術和化療，就可以多做巴西腳趾按摩、跟自己身體連結以及五分鐘的能量運動。

想了解更多

詳盡的清理大腸不良能量的相關細節，請掃描 QR Code，參見《能量運動ＤＶＤ》。*https://ppt.cc/fkuJrx*

5 悲傷或內疚讓肺生病

雅麗被診斷罹患肺腺癌一年多，從確診至今一直積極治療，希望能控制病情，沒想到前陣子因為氣胸而緊急開刀。手術雖然順利，但出院到現在，雅麗一直很不舒服，除了呼吸不順、總是喘得很厲害，還出現肺積水的問題。醫生開了利尿劑要雅麗每天服用，雖然雅麗都有按時吃藥，但好像沒什麼效果，甚至因為肺積水愈來愈嚴重，雅麗現在根本無法平躺，每天睡覺都只能坐臥，所以睡得很不好，精神自然就更差了。

雅麗來我的診間時，可能是因為睡得很不好，所以除了氣色很差，還感覺心事重重，從雅麗的能量呈現，可以看到她有很多悲傷和悔恨的情緒卡在心裡，於是我問雅麗，是不是因為誰離開了，而讓她很傷心？

雅麗一下子哭了起來，她說：「我和先生感情很好，但先生四十幾歲時，因為大腸癌突然過世了，那時候孩子才剛上中學，先生一直是家中的經濟支柱，沒想到就這麼走了。他的離開雖然對我打擊很大，但當下我根本沒時間悲傷，為了照顧孩子，養家活口，簡單辦完先生的後事，我就把所有的精力都用在工作賺錢上，一直等到生活比較有餘裕的時候，孩子也長大了，現在先生已經過世十多年，我以為自己已經忘記先生突然離開帶給我的衝擊和悲傷了。」

雖然如此，只要一想到先生當時離開的情景，雅麗還是會忍不住想哭，她一直認為先生本來可以活下來的，都是因為當時負責執刀的醫師沒有妥善處理，才會導致先生什麼都來不及交代，正值壯年就撒手人寰，自己成了年輕寡婦，除了要養活年幼的孩子，還要照顧老年喪子而傷心不已的婆婆。

雅麗說先生的驟逝，讓婆婆很不諒解，婆婆一直覺得是媳婦沒把兒子照顧好，兒子才會早逝，自己被迫接受白髮人送黑髮人的悲痛，因此常常對雅麗惡言相向，即使雅麗盡心照顧，婆婆也總是挑三揀四，無論雅麗怎麼做，婆婆都不滿意，一直到後來婆婆得了癌症過世前，才在病榻上對雅麗說她是最好的媳婦，謝謝雅麗所做的一切。

儘管如此，雅麗並沒有真正跳脫先生早逝所造成的巨大悲傷，以及後續為了一家人所扛起的現實壓力，長年背負著的那股悲傷心念，雅麗並沒有真正的看到，更別說能夠釋放，所以一直未能得到療癒。這些年來，雅麗根本沒有時間悲傷，就算以為自己早就忘記了，但身體原原本本都還記得。

我告訴雅麗：「你婆婆認為自己兒子的死和媳婦有關，並不是真的在怪罪你，而是她自己也無法原諒自己，只好把你當成發洩悲傷的出口，這也是為什麼婆婆會在臨終前對你說：『你是最好的媳婦。』」我一邊幫雅麗調整能量，一邊跟雅麗說：「雖然先生早走讓你過得很辛苦，但你應該慶幸的是自己有能力可以走過這段艱辛的路程，感謝老天讓你撐了過來，把孩子帶大，孩子看到媽媽的辛苦，也都懂事孝順，你已經做得夠好了，應該要發自內心的肯定自己這些年的努力。」

至於幫先生開刀的醫生可能有疏失這件事，雖然雅麗還是耿耿於懷，但我請雅麗在心裡告訴那位執刀的醫生：「我把你們之間的命運和因緣還給你們，該發生的、該走的，就是會發生、會走，我尊重。每個人來到世間都會有一定的期限，該離開的時候就會離開，該去到下個旅程的就去到下個旅程，我全然的尊重。」

我們每一個人來到這個世界，就像是來演一齣戲，空手而來，也將空手而去。每個人終究免不了一死，但死亡並不是全然的灰飛煙滅，就好像我們昨天晚上入睡，但今天早上會醒來，又或者像是衣服穿到舊了、破了，就換件新的衣服。人從一出生，外貌和身體就無時無刻都在改變，現在去看童稚時期的自己，樣子不知道已經變了多少，但是我們背後的那個覺知，或稱之為靈魂、靈性、本性、真如等各種說法，指的還是同一個人，而這個覺知才是生命的本質，生命的本質從來就沒有來去，我們很安全，我們的生命本質很安全，我們會從這個旅程去到下一個旅程，一切都是最好的安排。

許多罹患肺癌或得了肺部相關疾病的患者，很多都抱持強烈的悲傷或內疚的心念，長期卡在這樣的情緒能量中的人，很容易傷害肺部健康，中醫也說「悲傷肺」，所以肺癌或肺病病人，如果能夠正視造成悲傷心念的原因，並且願意好好的釋放，在接受西醫或中醫的治療時，將有助於病情的緩和，就像雅麗回家後的第三天，寫了email告訴我，她終於不再那麼喘，可以躺平睡覺，好好的休息了。

6 長期壓抑情緒，導致胸悶、胸痛、心痛

年近六十的吉雄罹患心臟病已經十多年了，雖然症狀和心肌梗塞很類似，也做了兩次心導管手術，但檢查報告除了血脂略高，其他看起來沒什麼問題，而且日常飲食也力求清淡，很注重養生。只是不知道為什麼，吉雄還是常常覺得心臟不舒服，每次只要走得快一點，往往走不到兩百公尺，心臟就會痛得受不了，非得停下腳步喘口氣才行。

吉雄的太太幾年前因為肝硬化過世，夫妻倆過去感情不太好，原因是吉雄一直很希望能生個兒子，他的媽媽也一直很想抱孫子，老人家總希望能有男丁傳宗接代，沒想到太太連生六個女兒，讓他覺得自己很不孝，沒能達成老人家的心願，而且以後自己死了也沒兒子「捧斗」。對吉雄來說，這個遺憾都是因為太太肚子不爭氣所造成的，所以他內心一直對太太很不諒解。

因為一心想要生兒子，所以吉雄和六個女兒的關係一向很冷淡，總是以威權的方式和她們互動。對吉雄來說，女兒都是賠錢貨，長大嫁人後就不再是自己家的人，生的小孩也是別

人家的孩子，所以根本沒必要對女兒太好。也因此吉雄和女兒的關係自然很疏遠，她們平常見到爸爸說不上幾句話，就一溜煙躲進房間。

這幾年吉雄年紀大了，身體狀況大不如前，每次人不舒服，女兒都會輪流照顧，陪看醫生、陪住院，就連日常飲食也都會考量他的狀況，盡可能準備清淡健康的菜色。吉雄看在眼裡，知道女兒們雖然沒說什麼，但其實都很孝順，內心愈來愈覺得生女兒真是不錯，因為很多朋友都抱怨兒子不貼心、不孝順，十分羨慕家有六千金的吉雄。

我告訴吉雄：「父母重男輕女，希望你能生兒子好傳宗接代的觀念，讓你背負了極大的壓力，結果努力這麼久也沒有生兒子，讓你的整個人生幾乎是動彈不得。但是時代不同了，應該把爸媽那一輩的觀念還給他們，父母的時代，有那個時代的想法；我們的時代，有這個時代的想法。」

我請吉雄在心裡向父母頂禮，然後跟他們說：「謝謝爸爸、媽媽生我養我，我把你們的觀念和期待還給你們。現在的社會已經不一樣了，女人當家做主的比比皆是，很多國家和公司的領導人都已經是女性了，女性跟男性都一樣好。如果父母生病，願意在醫院裡照顧父母的往往不是媳婦，而是女兒，我的六個女兒就是這樣，所以我很慶幸生了六個女兒，我相信只要好好照顧她們，以後她們結婚了，我還會多出六個兒子。」

吉雄說完，覺得胸口好像鬆了一點。我再請吉雄在心裡跟太太說：「親愛的太太，謝謝你跟我分享六個寶貝女兒，你是一個很棒的媽媽和太太，我很慶幸我有六個女兒。」說到這裡，吉雄的眼淚突然掉了下來。他說自己和太太的感情一直不是很好，直到她肝硬化過世以前，兩個人的關係都很緊張，現在他覺得很對不起太太，太太在世時沒能好好對待她，讓吉雄覺得很內疚。

我請吉雄在心裡跟太太說：「謝謝你幫我生了六個孩子，也謝謝我們曾經互相分享的愛和照顧，很抱歉我們的溝通一直不是很好，婚姻過程中有很多的不順暢和痛苦，謝謝你帶給我的功課，也謝謝你為我生的孩子，你是一個很棒的太太。我們彼此傷害太久，我為我的行為和對你造成的傷害鄭重的跟你道歉，對不起。而我也願意接受你對我的歉意，重新在心裡和你結下好緣，也請你祝福我和我現在的伴侶，我也會請現在的伴侶敬重你，你永遠是我們孩子的媽媽。真的很抱歉讓你受委屈和生氣，當時我們都沒有看到彼此，但你是很好的太太，我現在學到功課了，謝謝你，我很感恩你，也祝福你。」

接著，我請吉雄再跟六個女兒說：「親愛的女兒，真的很抱歉，爸爸以前的觀念錯了，傷害了你們，你們是爸爸的寶貝，爸爸會善待你們，我很慶幸我有六個女兒，我以女兒們為榮，希望你們婚姻幸福，我就能夠再多出六個兒子。」說完之後，吉雄吐出一個長長的深呼吸，他說自己已經很久沒有這麼順暢的呼吸了。

我請吉雄回去之後，要經常做能量運動，因為長期被情緒積壓的胸骨顯得有些變形，不妨找個好的整骨治療師矯正一下，可以好得更快。但最重要的是心念的調整，只要能夠釋放那些造成壓迫的心念，吉雄的心臟不舒服一定可以得到緩解。

上次見到吉雄已經過了三年多，吉雄請女兒給我訊息，他說自己目前除了幾次比較累的時候會感到小小的不舒服，心痛、胸悶、喘等症狀都不再出現了。以前快走不到兩百公尺，心臟就會痛得受不了，非得停下腳步喘口氣才行，而且跟女兒關係很冷淡，現在他跟六個女兒的關係有了大幅改善，還會一起去打太極拳，行走也不再受到任何侷限，吉雄說他真的很感激。

胸悶、胸痛或心痛等問題，不可等閒視之，一定要找醫師徹底檢查。但如果檢查結果沒有什麼不對勁的地方，或者做了處置之後症狀還是沒有改善，就要去思考自己是不是壓抑了什麼內在情緒，或者一直抱持某種心念，形成壓力堵在胸口。治病要治標，更要治本，只要心不卡住，身體就不會卡住，臨床上很多案例都說明這些找不出病因的症狀，其實是因為氣場或能量被卡住所造成的結果，只要找到原因，從根源疏通，症狀往往當場可以得到改善，甚至消失。

免疫系統與眼睛疾病

1 背癢得令人快抓狂

欣盈的背部長了一塊大約有半個手掌那麼大片的疹子，不但又紅又腫，而且奇癢無比，最初只是一小點，她也不在意，想說只是被蚊子咬了，擦個止癢的藥膏就好，沒想到紅疹一直擴散，現在都持續幾個月了也不見好，她除了把沐浴用品換成手工香皂，還去皮膚科拿了口服和外用的抗敏藥，但似乎都不見效。

最近欣盈發癢的情況愈來愈嚴重，上班期間還要不時抽空跑去廁所搔撓止癢，不然實在是癢得讓人受不了，根本無法專心工作。朋友看她這麼嚴重，也很替她擔心，甚至懷疑欣盈是不是得了紅斑性狼瘡，要她務必查出病因。這可把她嚇壞了，趕緊來我的門診，想知道自己究竟怎麼了。

從欣盈的能量上，可以看到她和伴侶之間的關係有些問題，問了她和伴侶的溝通互動如何，欣盈一派輕鬆的說：「我和伴侶的關係一直很不錯啊，沒發生什麼特別需要處理的事。」

我再問她：「你是不是一直對伴侶很沒耐心，不但動不動就發大小姐脾氣，而且還老是在心裡挑剔對方不夠體貼、不夠殷勤，總覺得另一半毛病很多，看來看去只在他身上看到一大堆缺點？」

聽到我的話，欣盈不可置信的睜大眼睛看著我，她很驚訝我怎麼會知道。一直以來她對伴侶的確有很多不滿，雖然她自認為這幾年個性改了很多，以前公主病更嚴重，常常對另一半大小聲，現在不但不會動輒暴怒，也願意好好溝通，她以為她對另一半已經很好了。

我告訴欣盈：「你其實很常在心裡挑東挑西，嫌棄另一半，總覺得對方為你做的種種都是理所當然的，所以總是看到對方的缺點，就算覺得自己很願意跟對方溝通，但說話的方式都還是帶著威脅的口吻，如果對方不服從的話，就一副分手算了的態度。這些情緒和心念，就算沒有真的說出口，也不是直接告訴伴侶，其實還是有能量，也會產生作用的，這些能量卡在身體裡面，久而久之就可能造成對身體的傷害，影響健康。」

所謂的溝通，是要懂得傾聽和同理，一起找出雙方都滿意和合理的方式，而不是一意孤行，要求對方無條件的配合自己。學習去看到對方的好，不要老是去挑對方的毛病，要打從心裡感恩伴侶的付出，真心的謝謝他，讓自己不要一直有很多不滿、不快，或是想逼迫別人就範的心念，不再被那些心念卡住，身心才能真正的健康起來。

三天後欣盈來信，她說才短短幾天，困擾那麼久的搔癢和紅疹居然都消失了。她真的沒想到心念對身體的影響這麼大，放下那些心念後，不但改善了病情，也讓自己和伴侶的關係變得更融洽。

從小嬰兒到年長者，飽受異位性皮膚炎困擾的人非常多，即使看遍中西醫，外用內服各種藥物，但效果經常很有限。其實我的臨床經驗，異位性皮膚炎並不是無法根治，但得要先找出真正發病的原因，從源頭調整，往往可以痊癒。

異位性皮膚炎的原因分為外在和內在，內因跟情緒心念有關，外因則與環境或飲食有關。食用小麥或麥類食品是其中一個常見的外因。無論在台灣、美國或馬來西亞，我都遇過一些因食用小麥製品而引起皮膚問題的病人，只要能夠「完全」戒斷小麥兩週，就可以看到皮膚問題大幅改善，只是一旦又開始食用麥類製品，那麼問題就會捲土重來。如果要知道自己的皮膚問題是否與小麥製品有關，就必須做到完全戒斷，一丁點都不可以吃，不然就無法判斷。

由於現代的小麥多數是受到強烈輻射造成基因突變改造過的產品，加上一般麵粉又放了過氧化苯甲醯、偶氮甲醯胺、三偏磷酸鈉、聚麩胺酸鈉等添加物，所以有很多醫學研究報導指出，許多不明原因的皮疹、氣喘、過敏、肥胖、癌症、糖尿病、心臟病、關節炎、胃食道逆流、破壞腸道的乳糜瀉、自身免疫系統疾病、多種神經失調症、自閉症、過動症、老年失智、巴金森氏症、情緒不穩、容易疲累等疾病，很可能跟食用小麥製品有關。

小麥製品充斥在我們的日常飲食中，從中式點心，如油條、水餃、餛飩、麵條、饅頭、包子，到西式糕餅，如麵包、蛋糕、甜點、義式麵食，甚至黃豆製成的醬油（黑豆醬油一般不會放小麥）……不少食物或多或少都有小麥的成分，所以如果要戒斷小麥製品，就一定要仔細看清成分。

市面上不少所謂「米麵條」或「米麵包」產品，其實並非百分之百的米製品，其中很多還是添加了麥麩，而常見的「植物蛋白」其實正是麥麩的別名，所以購買前一定要詢問清楚。

我自己平常會購買「福山農莊」的米爺爺系列產品，或是「看天田好時機」的各式無麩質甜點蛋糕，這兩家店的產品都很不錯，現在市面上也有愈來愈多其他品牌的無麩質產品，有興趣的人不妨進一步了解。如果有好的產品也歡迎透過我的臉書交流分享。

想了解更多

許瑞云醫師臉書「許瑞云醫師身心靈養生法」，請掃描 QR Code。*https://ppt.cc/fImW8x*

以下提供幾本有關小麥問題的書籍，供大家進一步了解：

(1)《喬科維奇身心健康書：十四天逆轉勝營養計畫》，由知名網球名將喬科維奇（Novak Djokovic）所著。

(2)《無麩質飲食，讓你不生病！：揭開小麥、碳水化合物、糖傷腦又傷身的驚人真相》，由美國知名神經科專科醫師大衛・博瑪特醫學博士（David Perlmutter, MD）所著。

(3)《小麥完全真相：歐美千萬人甩開糖尿病、心臟病、肥胖、氣喘、皮膚過敏的去小麥飲食法》，由美國心血管疾病預防學家心臟科醫師威廉・戴維斯醫學博士（William Davis, MD）所著。

2 類風濕性關節炎，只能一直痛下去嗎？

奉娟確診罹患類風濕性關節炎已經六、七年了，這些年定期回診、按時吃藥，雖然有些改善，但膝關節和腳踝的疼痛還是很強烈，經常是連走路都很痛，奉娟很擔心自己會不會幾年後就再也不能走，一想到如果下半生要靠輪椅代步，實在是又擔心又害怕。

在檢查奉娟的能量表現時，我發現她的身體累積了很多憤怒的心念，於是問她一直在生誰的氣？奉娟想都沒想，就說：「對，我一直很生爸爸的氣，雖然已經很多年都沒見面，父女可說是斷了往來，但是想到父親，我還是非常的憤怒。」

奉娟說，親戚朋友總是說當年她出生時，父親有多高興，簡直比生兒子還要興奮，小時候爸爸很疼她，最寵愛的孩子就是她，連哥哥都很嫉妒奉娟那麼受寵。但是後來爸媽的感情愈來愈不好，爸爸在外面有了女人，還經常跟媽媽吵架。奉娟升高中那一年，爸爸因為酒駕發生重大車禍，當時爸爸的好友也在車上，身受重傷，全身癱瘓，爸爸也因為支付巨額賠償金，把家中經濟拖垮，媽媽只好到外地工作。有一天奉娟放學回家，突然發現爸爸就這麼帶著哥哥離家出走，把她留給媽媽，這讓她覺得自己被爸爸遺棄了，感到極度憤怒與傷心，這股惱恨的心念，這些年都沒有消減過。

看著泣不成聲的奉娟，我一面替她調整情緒能量一面問她：「爸爸在離家之前，疼愛你嗎？」奉娟說：「何止疼愛，爸爸簡直就是溺愛我。所以我真的很難諒解為什麼他帶走的是哥哥，而不是我！」我告訴奉娟：「是啊，爸爸是非常愛你的，你也清楚知道，他愛你比愛哥哥還要多，但是因為他酒駕闖禍，造成好友終生癱瘓，也因此拖垮全家的經濟，爸爸對自己的行為一定感到很內疚。很多人在內疚的時候，會想要懲罰自己，認為自己不值得擁有所愛的一切人事物，所以，爸爸懲罰自己的方式，就是放棄自己最愛的人，也就是你，他的寶貝女兒，因為他覺得自己不值得擁有你，也不想要你跟著他一起受苦。」聽了我的話，原本一直啜泣的奉娟，好像突然懂了什麼，就這樣停止哭泣。

父母是我們生命很大的能量源頭，只有愛他們，我們才能愛自己。奉娟的爸爸並不是拋棄了奉娟，而是用這樣的方式懲罰自己，所以奉娟要懂得原諒爸爸，也要在心裡請爸爸原諒過去自己對他的不諒解。只有放下對父親的怨恨與憤怒心念，奉娟才不會一直讓自己的身體能量卡住。

我請奉娟再次想想父親，問她還會不會覺得很生氣？她開心的笑了，說自己身體變得很輕鬆，膝蓋和腳的疼痛也減輕了一大半。

臨床上處理過很多類風濕性關節炎病人，幾乎所有的起因都和抱著生氣或憤怒的心念有關。病人如果有特定的生氣的原因，通常只要找到原因，予以釋放寬解，痛感不但可以大幅減輕，甚至也不需要再吃藥，當下就能夠痊癒，而且不會再復發。

但是少數病人生氣的原因又多又複雜，就算處理完一些過去生氣的事件，還會繼續再為新的事件生氣，像這樣脾氣習性頑固，又不願意做出什麼改變的病人，往往很難痊癒，只好長期依賴藥物控制，就算在診間問診時，疼痛得到明顯的緩解，甚至都完全不痛了，但是復發的機率非常高，一旦離開診間，只要又為了什麼事情生氣，身體關節就會繼續發炎疼痛。

治病要治心，我們所看到或經驗到的世界，其實都是我們的心念所創造的結果，所以自癒力是操之在自己的心念，只要心念順了，脾氣和情緒也就順了，自然而然身體就健康了。

3 頑固皮膚疾病和生命創傷有關

雪齡來我的診間時，臉上、頸肩和四肢關節的皮膚，都有嚴重的皮疹，加上可能因為長期使用類固醇的關係，整個人有點浮腫。從雪齡的能量中發現，她有很多委屈、傷心的心念，這些心念長期被雪齡壓抑，未能得到紓解。

雪齡告訴我：「大概從二〇一三年開始吧！我的皮膚問題突然惡化，從臉上蔓延到脖子，再到雙手關節，不斷長出嚴重的皮疹，雖然是時好時壞，但必須擦類固醇的外用藥才能稍加改善，而且一直無法根治，沒想到二〇一六年我忽然開始全身發癢，皮膚科醫生開了類固醇的內服藥，結果吃了之後水腫反應很嚴重，也是從那個時候開始，我的皮疹問題就連擦類固醇也沒有什麼效果了。」

我告訴雪齡，她的問題跟父親和工作都有關係，雪齡說：「我想先處理工作的問題，我和一個股東長期不和。」

看了雪齡的能量，我發現雪齡提到的那位股東，對她並沒有什麼不滿的情緒，只是因為對公司有所堅持和要求，所以覺得應該緊盯目標，但是對於雪齡個人，這位股東並沒有什麼不愉快的負面情緒。雪齡點了點頭，告訴我她的確了解這位股東本身並沒有惡意，問題在於她不知道怎麼跟這位股東應對。

從雪齡的能量上看到，真正讓她感到不滿的能量，其實是來自父親，她對父親有很多不滿，覺得他一直在找麻煩，讓人很困擾，所以雪齡對父親相當反感，夾雜著很多負面的情緒。其實雪齡的爸爸早在十七年前就過世了，但她內心似乎想要躲開爸爸。雪齡說：「從小到大，父親有太多規矩、太多期待，總說是為了我好，無論我表現得再優異，父親都只會要求我做得更多更好，因為他自己也是自我要求很高的人。」就是因為這名股東對公司的期待和要求，觸動了雪齡潛意識裡有關父親一直以來不斷鞭策女兒的記憶，才會讓她異常抗拒，因為她把對父親的逃避投射到股東身上，所以沒來由的對這名股東十分感冒，無法跟對方好好相處。

我請雪齡想像父親就在眼前，對著父親說出：「親愛的爸爸，謝謝您生我、養我。我帶著愛和敬重，把屬於您的期待和要求還給您。我可以選擇輕鬆自在的做自己，不需要去滿足您的期待。我可以把自己管理好，就像您一樣，我是一個負責任的人，謝謝您對我的身教和言教，讓我懂得自我負責和自我要求。但過度的關心會讓自己和他人很緊張，現在我會開始學習如何放鬆和放下，不再對自己太苛刻，也才不會用同樣嚴格的標準去要求別人，包括我的孩子。謝謝爸爸帶給我的學習，請爸爸祝福我。」

接著，我再請雪齡跟那位股東說：「親愛的股東，很抱歉我一直想逃避你，其實你對我沒有惡意，是我過去的創傷拉住了我，謝謝你對我的支持和信任，我會學習友善的面對你，也會看到你對我友善的地方。」

說完後，雪齡覺得有種久違的放鬆感，不舒服的感覺少了很多。兩個月之後，雪齡傳了照片給我，原本臉、頸、關節等處嚴重的皮疹問題，不但大幅改善，而且早就完全停用類固醇，現在的皮膚甚至比生病前還好，就像換膚過一樣。

一個人跟原生家庭的關係常常會延續到其他的人際關係，當我們莫名其妙的跟某些人處不來時，要仔細觀察思考跟對方相處不來的原因，是不是喚起了我們曾經在原生家庭中的某些不好的記憶或體驗，是否又重複了什麼過去不好的創傷經驗。生命的課題往往不會自動消失，只有當我們自己能夠從中學到應學的功課，我們才能順利「畢業」，從那樣的課題中解脫。

4 免疫系統問題和家人有關

素秋的免疫系統出問題已經好幾年了。一般而言，免疫系統的疾病是一種自我攻擊的疾病，病人經常有自我批判、自我攻擊或和生命源頭失聯的情況，如果個人無法連接生命源頭，生命就容易缺乏動力，也很難發自內心的接納自己。我覺得素秋似乎刻意驅離生命源頭，所以問她和父母的關係如何。

素秋說自己一直以來和父母沒有什麼交集，成年離家後幾乎不太主動聯絡，就連過年也沒有想要回家的念頭。她說父母帶給她很大的壓迫感，因為父母有自己的修行團體，但素秋也有自己的信仰歸屬，每次和父母親講到這個，他們既不理解，也不諒解，更別說能夠認同素秋的選擇。

我告訴素秋，溝通和爭取家人認同，需要時間和耐心，如果她所展現的是愛和真誠，家人自然會慢慢接受；但是，如果她所展現的是冷漠、生氣、抗拒，那麼家人當然很難認同素秋所選擇的修行路。

一個人選擇的路如果是正向的，內心自然會愈來愈平靜，充滿愛、祥和、慈悲和同理，父母家人看到了，理應不會反對；反之，如果我們所展現的方式是無情、逃避、冷漠、抗拒、生氣或睥睨，那麼又如何要求父母家人認同我們所選擇的路呢？因此我們無法責怪生命中發生的事情，當我們看到其他人對我們的言行表達不認同，就要反思自己是用什麼樣的心態去面對他們。

素秋有點委屈的說：「其實我從小就很懂得反思，結果發現不斷的反思只會把全部責任都歸咎到自己身上，導致整個人愈來愈無力，所以只好選擇把自己封閉起來，不想再跟家人來往了。」

我跟素秋說：「省思或反思，並不等同於自我批判或自我攻擊。反思是讓我們看到問題所在，了解自己為什麼跟這個地方或這個人無法相處，能夠看到問題的所在，才可以知道如何去改善，而不是看到問題之後，把自己打趴在地上，拚命的批判責怪自己，或是認為都是別人的錯，而一味的怨恨。真正的反思和改變，不但可以幫助自己更加愛與接受自己，還會因為認清問題的根源，而能意識到：『喔！原來父母不認同我的修行方式，是因為我的疏離和冷漠，我沒有用愛和慈悲去跟他們連結。既然是這樣，那麼我可以選擇用更好的方式面對。』也就是說，反思不是去鞭打或欺壓自己，而是為了自我提升與改變，讓自己成為更自由、更自在、更美好的靈魂，這才是反思真正的目的。」

素秋哀怨的說：「從小我們家的孩子就很苦，所有的問題父母都任由我們去背負。姊姊因為過得很辛苦，後來喝農藥自殺未遂，把腸胃都搞壞了，在世的最後幾年，她過得非常痛苦，我每次想到就覺得很捨不得，所以我很恨我的父母。想到自己從小在很不快樂的環境中長大，總覺得家人都有一股悲苦的能量，每次只要一回家或跟家人往來，就會感染到那股悲苦的能量，所以就更不想回去了。」

我聽了素秋的話，告訴她：「姊姊有自己對生命的選擇，我們只能給予尊重和祝福，姊姊的痛苦是她的生命功課，不能責怪父母，因為每個人都得為自己的生命選擇負責。人生有困苦，才有禮物，苦或不苦，都只是我們對情境所貼的標籤，並沒有絕對性或真實性。」

就像罹患先天性四肢切斷症，出生時就沒手也沒腳的力克·胡哲（Nick Vujicic），很多人會認為他苦成這樣，怎麼活得下去？而他也的確曾經為自己這樣的狀態感到痛不欲生，但他後來選擇轉念，告訴自己：「人可以選擇因為缺乏而惱怒上帝，或是因為擁有而感恩。」其實力克的外在完全沒變，依然還是沒手沒腳，但是心念變了，所以他的世界也跟著改變，從一無所有，變成一無所缺。這樣看來，人生的苦在哪裡，經常是我們的內心在苦，而不是事實在苦，是我們的心念把事實詮釋為「苦」，才會感到苦，如果內心不以為苦，就會得到截然不同的感受。

如果素秋能夠帶著祝福的心面對家人，接受家人有悲苦的能量，去理解悲苦只是我們貼的標籤，只是因為我們把悲苦視為不好的事，所以才會抗拒。悲苦的狀態也是家人們生命的過程和學習，即使悲苦，每個人的內在本質還是可以開出美麗燦爛的花，就像蓮花出淤泥而不染，花朵綻放的過程也需要經過轉換，如同我們要打造一個金屬或陶瓷藝品，不但要先冶煉，還要大火窯燒，但我們並不會覺得在大火中冶煉或窯燒的金器、陶器「很可憐」，因為這是必經的過程，只有受過大火燒冶後的金屬或陶土，才能成就精湛絕美的藝術品。

我們總是抗拒悲苦、討厭悲苦，給悲苦貼上不好的標籤，所以無法接受悲苦。當我們可以把悲苦視為生命中一個很自然的過程，去祝福、鼓勵、協助正在悲苦的親人或朋友，不必去同情或憐憫他們，知道本質上我們都是一樣的，理解身處悲苦中的親友正在孕育一朵很美的蓮花，等待時機成熟就會綻放，我們要帶著歡喜祝福的心等待綻放的那一日。

父親會串連一個人的事業與財富能量，而母親經常連結的是人際的能量，一旦這兩個生命本源被我們阻絕砍斷時，生命就容易卡住，除了很難變得富有，也很難擁有良好的人際關係，身體健康也容易出問題。很多開悟的證者一再告訴我們，一定要好好供養家裡的兩尊菩薩，也就是我們的父母。一個人的身體，從能量到ＤＮＡ都是來自父母，若是跟父親、母親這兩股能量源頭失聯斷裂，或者心裡無法敬重父母時，生命的動能就會整個卡住，我們也會無法全然的接受和愛自己，漸漸的會失去健康和幸福，所以無論是養心或養身，首先關鍵就在於學習愛和感恩父母。

的確有些父母會做出傷害子女的言行，或是有不當的管教方式、不負責任的行為，所以，我所謂的接受和感恩，並不是全然認同父母所有的言行舉止，而是回歸父母的本質。我們可以把父母不當的行為言語的責任歸還給父母，讓父母為他們自己的行為言語負責，但我們依然可以選擇去愛和接受父母。

診間經常看到自身免疫系統出問題的病人，多數的免疫系統疾病，目前西醫還不容易完全治癒，一般頂多只能用藥物控制病情，但是如果懂得處理造成疾病的根本心念，其實自身免疫系統疾病是可以痊癒的。

5 強化免疫系統，防止流感入侵

平時我們的口腔、鼻子內部有許多的細菌和病毒，多數時候可以和平共處，相安無事，因為我們的免疫系統會好好保護身體。但如果壓力過大、飲食不當、睡眠不足、環境不良等導致免疫力下降時，那些原本就處在我們身體的細菌或病毒就會伺機而起，於是喉嚨弱的人，就開始喉嚨痛；鼻子弱的人，就會流鼻水甚至引發鼻竇炎；而腸胃弱的人，就容易有上吐下瀉等症狀。所以如果免疫力不好，對細菌、病毒的抵抗力差，就很容易在流感季節受到感染。

人體的免疫系統可以透過適當的方法，維持正常運作，達到防止病媒入侵的效果。以下介紹幾種可以幫助自己提升免疫力的方法：

(1) 身體細胞新陳代謝所需要的養分來自飲食，所以飲食上要**盡量選擇均衡健康的五穀雜糧或各式豆類堅果、蔬食**，避免大魚大肉或人工再製品，如：臘腸、火腿、醃漬食品，或是素食加工食品。

此外，培養好的益菌也很重要，不妨自製優酪乳（可參考《哈佛醫師養生法》書中有關黑豆漿優酪乳的製作說明）。另外，吃飯時一定要細嚼慢嚥，讓脾胃好消化，因為脾胃功能的健全對於維護免疫系統至關重要。

(2) **盡量避免食用甜食，包括甜度太高的水果**，水果的攝取一天頂多一、兩份就好，因為過多的甜食會壓抑免疫系統，所以最好能夠避免。

(3) **盡量維持情緒的祥和平靜**，過度激動會消耗很多能量。有關找出壓力的來源及如何調整，可以參照許瑞云醫師部落格「情緒能量調整」的說明。

(4) **讓自己睡得飽、睡得好**，特別是很疲累或身體不適的人，尤其要早睡，最理想的是晚上十點鐘以前上床。

造成失眠的原因很多，肝火太旺、心火不調、心腎不交、違反生理時鐘、疾病、藥物，甚至飲食，都可能影響睡眠品質。其實失眠並不難治，只要找到原因並加以調整，多數

想了解更多

詳盡的情緒能量調整說明，請掃描 QR Code，參見許瑞云醫師部落格專文。*https://ppt.cc/fHZFPx*

人都可以不藥而癒。有關失眠的改善方式，可以參考許瑞云醫師部落格「關於失眠」的幾篇文章。

(5) **調整全身基本能量**：每天至少做一次五分鐘快速提升能量的能量運動，尤其是敲三處、左右交叉、開天闢地、凱迪克開氣場以及關任脈等動作。維持平衡的能量，身體的免疫系統自然能發揮應有的功能。相關的能量運動說明，請參考《能量運動DVD》。

(6) **強化脾經和胃經的能量**：以指尖敲打按摩眼睛下方至顴骨上方的位置，可以加強胃經疏通。以指尖用力的敲打或按摩胸部兩乳下方約二到三吋處，即女性穿著胸罩的邊緣，可以強化脾經的能量，並且疏通脾經。如果敲打時感到疼痛，表示該經絡不通暢，需要每

想了解更多

詳盡的失眠治療專文，請掃描QR Code，參見許瑞云醫師部落格。*https://ppt.cc/fWuoOx*

詳盡的能量運動說明，請掃描QR Code，參見《能量運動DVD》。*https://ppt.cc/fkyJrx*

天多做幾次。

而除了敲打脾經和胃經，也可以同時按住右手少府穴和右腳大都穴，持續兩分鐘，然後再換按左手的少府穴和左腳的大都穴，也是兩分鐘。最後，兩隻手同時按住位於雙腳大拇趾趾甲側邊的隱白穴和大敦穴，持續一分鐘。

(7) **接觸大自然的好山好水**，或到公園走走。如果可以，不妨赤腳走在草地或海灘的沙地石頭上，一方面吸收大自然的正能量，也順便排掉身體的負能量。

(8) **起床和睡覺前可以做如是觀想**：剛醒來但還躺在床上的時候，先緩慢的深呼吸三次，然後觀想全身的每一個細胞、每一個基因、每一個記憶因子都閃閃發亮，閃耀著健康平安、幸福和諧的光芒，全身所有細胞都非常放鬆、健康、平安、幸福、和諧、光明、喜悅。告訴自己：「我全身充滿了愛和感恩的能量，今天會是美好的一天，無論發生什麼事，都會帶給我最好的學習與成長，我願意安心喜悅的接受。我願意學習尊重和保護所有的靈性生命。」

由於我們投到宇宙的所有能量，最終都會再被自己收回來，所以如果希望自己的生命能夠安全祥和，就懂得尊重其他生命的安全祥和。重複幾次這樣的觀想，感覺自己全身上下裡外都閃閃發光。

(9) **晚上躺平就寢時，先緩慢的深呼吸三次，然後觀想：**「今天也是完美的一天，我得到應有的學習與成長，感恩我還好好活著，有得吃，也有遮風避雨的住所和舒適的床鋪，我現在選擇放鬆自己，祝福自己以及所有的人事物。我是安全的，我的世界也是安全的，我全身的每一個細胞都閃閃發亮，閃耀著健康平安、幸福和諧的光芒。每一個細胞都非常放鬆、平安、幸福、和諧。我全身充滿愛和感恩的能量。」一樣的重複幾遍，觀想自己全身上下裡外都閃閃發光。

6 什麼話都吞下去，甲狀腺容易失調

芳珮因為甲狀腺亢進的問題去就醫，醫生建議採取放射線治療，怎知道醫生居然估錯了放射線治療的劑量，導致她由原本的甲狀腺亢進變成甲狀腺功能低下，這下子可能要一生服用甲狀腺荷爾蒙的藥物。

一向自認身體很健康的芳珮，因為甲狀腺的問題飽受折磨，為了好好治療，辭掉原本的工作，結果身體不但沒什麼起色，還因為太過憂心病情，現在連心理都開始有些狀況，家人都擔心她會不會得憂鬱症。

甲狀腺亢進是台灣女性很常見的疾病，一般而言，甲亢的背後經常與很多情緒心念的糾結有關。其中一個很常見的原因是無法表達自己，也不能去做自己真正想做的事，因為過度壓抑而產生的許多負面心念，最後很可能導致甲狀腺功能異常，無法正常運作。

有些病人可能是婚姻關係出了問題，但臨床上我看到最多的，卻是兒女與父母之間，或是媳婦與公婆之間的互動相處出了問題。特別是那些個性溫順，總是把長輩需求當成自己需求的人，無論再怎麼不樂意，也會盡量迎合長輩的意思，習慣強迫自己盡可能不要或甚至完全不允許表達自己意見的人，在潛意識經常會感覺自己是個受害者，長時間帶著這樣的心念，就可能是甲狀腺疾病的高風險群。

這幾年宜敏像吹氣球一樣的快速發胖，無論怎麼運動或控制飲食都瘦不下來，到醫院檢查才發現自己有甲狀腺功能低下的問題，需要長期服藥。

宜敏的好脾氣是有名的，從來都不與人爭，凡事依順他人的意見，就連公婆都很依賴她，就算上有大嫂、下有小姑，但公婆有什麼事要處理，第一個想到的就是宜敏。

因為宜敏的體貼與孝順，雖然不是長媳，卻是最得公婆疼愛的媳婦。說是疼愛，其實就是什麼事都喜歡宜敏做伴，這些年公婆年紀大了，身體三天兩頭出狀況，無論上醫院掛號領藥，或是住院開刀，宜敏永遠是照顧公婆的第一人選，甚至可說是唯一人選。

宜敏其實也有很多自己的事情要忙，除了先生和兩個孩子需要照顧，宜敏也有自己的生活圈，她所屬的志工團體也有很多活動，時間總是不夠用，但每次公婆一有事情就習慣交代她去執行，有時實在分身乏術，也會想著為什麼一定要她去做，難道其他人不能分擔一點嗎？只是想歸想，對公婆百依百順的她從來也不敢說「不」，甚至連表達看法的勇氣都沒有，所以只好想辦法完成任務，一再退讓，把所有意見或不舒服都壓在心裡，隱而不發。

我先幫宜敏處理她的情緒能量，教她做些能量運動來調整喉嚨部位的能量，但更重要的是，我也請她要學習用愛和感恩的方式與公婆溝通，去找出雙方都滿意、都能接受的處理方式，而不是一直隱忍，什麼都吞下來。

聽到這裡，宜敏很遲疑，她說：「我實在很怕一旦說出來，公婆會以為我是不孝的媳婦，也怕公婆以為自己年紀大了沒有用，所以下一代避之唯恐不及，我真的不想讓公婆傷心。」我告訴宜敏，只要帶著愛與感恩，好好的表達自己真實的感受，也把自己的難處讓公婆知道，公婆並不會因此而怪罪她。如果從來不把自己的困難或不方便讓公婆知道，反而讓公婆失去理解她的機會，而且公婆既然很疼愛宜敏，一定也不希望在不自覺中造成她太大的壓力，甚至影響了身體健康。

宜敏回去後，鼓起勇氣與公婆真誠的溝通，情況果然有了理想的轉變，公婆不但變得比較獨立，也願意在需要時情商其他的子女或媳婦幫忙，而宜敏只要時間允許，還是很樂意提供協助。宜敏離開我的診間至今已經兩年多，都沒再服用過甲狀腺藥物，醫院的檢查報告也顯示她的甲狀腺功能正常，原本怎麼樣也瘦不下來，這兩年居然自然而然的瘦了幾公斤，身體也不像之前那樣很容易疲累。

孝順長輩是為人子女應該做的事，但孝順並不是對父母長輩的要求或意見全盤接受，完全忽略自己的需求。當問題出現時，一定要懂得適當的表達，能量才不會卡在喉嚨。只要在表達意見時帶著感恩、尊重和愛，好好溝通，往往能夠找到雙方都能接受的解決之道。很多溝通失敗的原因，經常是因為溝通的人帶著憤怒、委屈、嫉妒、怨恨、計較等負面心念，在溝通的同時其實是在抗拒對方，這樣的溝通自然很難達成共識，所以要懂得先處理情緒能量，才能心平氣和的溝通，達到良好的溝通效果。

7 不生悶氣、心開一點，告別乾眼症

曼如面帶愁容的走進診間，她的眼睛很紅，遠看好像泛著淚光。她說眼睛出問題已經好幾年了，但看遍全台灣各大醫院十幾位眼科醫師，都沒有辦法根治。多數眼科醫師診斷是乾眼症，但也有一位醫師認為她的眼角膜可能受損或破皮，問題是這位醫師也沒能把曼如的眼疾治好，而醫師所開的人工淚液或眼藥水，對曼如來說都太過刺激，每次症狀一發作，眼睛除了紅腫發癢刺痛，眼球有時還會有強烈的異物感和嚴重畏光。曼如也曾試過中醫，針灸後雖然有所改善，但是往往撐不了太久，一段時間之後症狀就又會回來。

在幫曼如測試身體能量時，發現肝膽經絡的能量很差，所以我問曼如是不是有什麼事情讓她很生氣，氣到每次一想就會很悶、很火大？

曼如哭著對我說：「我有七個兄弟姊妹，只有我一個人至今未婚，媽媽在五年前過世了，這五年來是我和爸爸住在一起，由我來照顧爸爸。幾年前我發現爸爸分配財產時，不但沒有給照顧他最多又單身無後的我留比較多的財產，而且還是七個兄弟姊妹中分到最少的人。爸爸實在太不公平了，根本都沒有幫我著想，完全沒有考慮到我後半輩子可能一個人的生活，就算沒有因為我照顧他而給我比較多財產，至少也應該平均分配吧！我真的覺得爸爸對我很不公平，平時噓寒問暖的種種關心，原來都是虛假偽裝的！」說到這裡，曼如像個小孩，傷心得放聲大哭。

我一面幫曼如調整情緒能量，一面問她：「爸爸是怎麼樣的個性呢？是比較傳統？還是比較開明現代？」

曼如形容爸爸個性上屬於傳統型的大男人，觀念也很守舊。

我說：「那就對了啊！爸爸並不是對你不公平，而是他那一輩人的想法中，本來財產就是傳子不傳女，就算要傳給女兒，也得要女兒有後代需要養育，因為對他們那一輩的人而言，所有的打拚可說都是為了後代。你是女生，又沒有後代要養育，在老一輩的觀念裡，你根本就沒有繼承家產的權利，因為你既沒有為本家傳宗接代，也沒有生兒育女。繼承財產對老一輩的人來說，其實是責任的延續與傳承。爸爸其實對你很好，也很愛你，他甚至破例留下財產給單身無後的你，只是沒有跟其他有家庭、有小孩的兄弟姊妹一樣多，因為他認為你只有一個人，生活開銷用度不像其他兄弟姊妹那麼多。」

曼如聽了我的話，瞬間止住了眼淚，她發現自己原來沒有真正了解爸爸的用心，才會一直對父親有那麼大的誤解和埋怨。

當我們戴著有色眼鏡，覺得他人要這樣做、那樣做，才算是愛我們，如果不照著我們的想法做，就不是真的愛我們，一旦被既定的想法困住時，就看不到也感受不到他們給予我們的愛。事實上曼如的爸爸很愛她，給曼如非常多的愛。

兩週後追蹤曼如的病況，困擾她多年的眼睛紅腫已經痊癒，她也真心跟父親懺悔，讓愛重新流動，病自然就好了。

一個人的心如果卡住了，情緒能量就會跟著卡住，繼而影響身體的自我療癒能力，只有願意看清事實、改變心念、放下執著，才能讓身體的能量自在流動，擁有健康的身心靈。

8 看不順眼、壓力大，容易眼壓高（青光眼）

彩菁的眼睛從半年前開始腫脹發炎，耳朵也有阻塞的感覺，彩菁先去眼科量了眼壓，發現眼壓過高，醫生說有青光眼的傾向，但目前視神經還沒有受損萎縮。由於不知道眼壓高起來的原因是什麼，醫生開了降眼壓的藥水給彩菁，只是雖然有按時點藥，但每次回診，眼壓還是偏高。

從彩菁的能量上，看到她跟媽媽之間有些傷心、生氣、壓抑的情緒卡住了，於是我問彩菁跟媽媽怎麼了。她說：「我爸爸在二十多年前就過世了，那時候我和兄弟姊妹都還小，媽媽含辛茹苦把我們幾個孩子養大，雖然我很感謝媽媽，但十幾年前，媽媽跟家中往來多年的黃叔叔交往，黃叔叔早就已婚有小孩，所以我心裡很不能接受，更糟糕的是，前陣子我發現黃叔叔居然利用我的名義做了欺騙他人的事，這讓我生氣又擔心，沒想到媽媽還一再阻止我公開黃叔叔做的事。」

我告訴彩菁，黃叔叔用她的名義去做欺騙他人是不對的行為，必須守住立場堅定的告訴他：「你不可以這樣做！」即使母親軟硬兼施的不讓彩菁把事實說出來，也可以跟媽媽說：「這是我跟黃叔叔之間的事，跟媽媽無關，可以請媽媽不要介入嗎？這樣媽媽也比較不會感到為難。」

我一邊調整彩菁的能量，一邊跟她說：「我們都是成年人，得要為自己的行為負責，父母或其他人要怎麼發展、怎麼做，我們沒有必要干預和控制，除非牽扯到我們身上，那我們就得負起責任。他人的言行舉止也許會有我們不認同的地方，這時候我們可以選擇不予理會，或是給予建議，像是告訴對方：『你這樣做並不是很好，可能會對他人或自己造成傷害，我建議你再想一想。』千萬不要因為看不慣別人的所做所為就發怒或生悶氣，否則就會傷害自己的身體。」

中醫說：「怒傷肝，而肝開竅於眼」，因此愈生氣，對肝經的傷害就會愈大，連帶使得眼壓愈高，所以彩菁要學習不要動不動就看誰不順眼，畢竟看不順眼和生氣是我們自己的問題，是我們選擇用生氣和抗拒來回應當下發生的事情。我們可以選擇不同的回應方式，像是給予對方祝福或愛，而不是去生他們的氣。

我請彩菁想像媽媽站在眼前，要她對著媽媽說：「親愛的媽媽，感謝你辛苦把我養大。

爸爸走了，你一個人生活的確很孤單寂寞，所以我能夠理解你也想要有個伴。你跟黃叔叔之間的事是你們的責任和選擇，我不批判也無須反抗，畢竟你們都是成人了，我讓你們為自己的行為負責。」

接著，我再請彩菁想像黃叔叔站在面前，對他說：「你不該用我的名義去欺騙他人，這是非法的行為，我不願意配合，所以我會跟朋友們澄清說明。至於你和我媽媽之間的事，是你們的問題，你們自己解決和負責就好，我不再介入也不再批判。」

彩菁說完後，問我這是不是她的人生功課？我告訴她：「是的，我們要學習接受外在的人事物，看順眼並不代表我們認同或支持所有的行為，只是不會再為他人的行為產生種種情緒反應。因緣或姻緣是錯綜複雜的，可能是累世的結果，並不只是用眼前看到的事件就能完全解釋清楚，芸芸眾生就是有這麼多對愛的無明和情執，最終還是要由當事人為自己的行為負責任。不過話說回來，古代人三妻四妾很正常，是因為現代社會的民風和法律，規定一夫一妻制，才會有所謂的『婚外情』，如果把媽媽和黃叔叔在一起的事情放到古代，根本就不是什麼問題，所以行為的對錯並沒有絕對性，一切都會依國情、文化、時代等外在環境的變遷而有所不同，昨是今非，要經常提醒自己，世界上的事情都沒有什麼絕對的對或錯。」說完後，我請彩菁感受一下自己的身體和眼睛，還有沒有不舒服。

彩菁說眼睛沒那麼痛了，但還有一點脹脹的，於是我請彩菁在心裡跟爸爸說：「親愛的爸爸，原本因為媽媽的事，我很替你感到難過，也有些內疚和悲傷。但我把屬於你和媽媽之間的課題還給你們，媽媽和誰交往其實跟我無關，而且爸爸離開世間已經很久了，我不會再介入，會做回女兒的角色。」彩菁說完後，覺得眼睛的腫脹感覺好了很多。我告訴她，回去要繼續提醒自己不要什麼都看不順眼，只要祝福對方就好，否則一直批判糾結的話，身體就很容易發炎。

一週後彩菁回覆，離開我的診間之後，她比較了解自己問題的癥結了，開始努力調整自己的心理狀態以及看待事情的角度，身體發炎的症狀舒緩很多，雖然在認知上還是常常覺得看不過去，但是會馬上提醒自己要放下，因為就算看不過去，很多時候自己也沒有辦法插手，就算介入也不會讓事情變得更好，這麼一想之後，就覺得沒有過不去的關卡，慢慢更能敞開心胸，接納母親的關心，心中的壓力和憤怒少了很多。

彩菁過去因為身體長期發炎，原本每天都要吃四顆抗生素，還得同時外用藥膏，但現在脹痛發炎的地方已經慢慢消腫痊癒，用藥也可以慢慢減少，可以不必再點降眼壓的藥水，反而能看得更清楚。彩菁說，以前對媽媽的憤怒、不諒解，夾雜著愛媽媽與感恩媽媽的複雜情緒，讓她身心耗弱，但是現在她願意放下那些不必要的批判心念，過好自己的人生，相信自己能夠單純的愛與感恩媽媽，不必糾結在其他自己看不順眼的問題上。

彩菁的身體得到改善，是因為自己努力的結果，其實所有的疾病都一樣，如果病人自己不願意做出改變和調整，醫生也很難幫得上忙。我們可以不認同或不喜歡一個人的某些行為，但依然可以愛這個人，兩者之間並沒有衝突，就像很多媽媽都不喜歡也不認同小孩子愛打電動，但媽媽還是一樣很愛孩子。愛就是愛，不會因為對方的某些選擇或言行和我們不同，就沒有愛了。

消化、泌尿系統疾病

1 鑽牛角尖又焦慮，容易腸胃病

琬燕三年多前突然開始經常肚子痛，原本是斷斷續續的疼痛，後來痛的時間愈來愈長，最嚴重的時候，曾經有過連續一個多月天天腹部都劇烈脹痛，那段日子琬燕幾乎無法進食，早餐和午餐還可以吃點東西，到了晚上疼痛更加嚴重，連呼吸都很吃力，甚至會痛到整個背都拱起來，就算吃藥或按摩，效果也很有限，半夜常常痛得從夢中驚醒。

前陣子的一次劇痛，琬燕被送急診，並在醫院安排下進行了詳盡的檢查，結果診斷出十二指腸潰瘍穿孔的問題，必須立即動手術。手術之後雖然好了一些，不再有那麼強烈的疼痛，但腹部卻一直有脹氣的問題，實在苦不堪言。

琬燕來到我的診間時，整個人消瘦又消沉，我問她三年前開始肚子痛的時候，她的生活是否有什麼改變。

她說：「三年多前我和先生開始創業。一直以來我做事都像是拚命三郎，勇往直前、使命必達，即使遇到阻礙，也總是抱持兵來將擋、水來土掩的心態，想盡一切辦法，嘗試所有可能，為的就是能夠達標，有時候就算不擇手段或傷害他人，也不以為意。但自從這幾年接觸了佛教，我開始相信因果輪迴，天理昭彰，所以我改掉過去的做法，凡事小心謹慎，就算在商場上難免有競爭、有輸贏，但我決心盡可能不再說任何不該說的話，不去做不該做的事。沒想到先生覺得我變了，以為我懶散消極，不像以前那麼努力打拚，所以我們經常因為工作上的事情起衝突。」

琬燕又說：「先生為了讓我恢復以前的樣子，總是在言語上刺激我，結果我們的關係變得很緊張，連我的身體都一直出狀況，先生覺得可能是我的壓力太大，才沒有繼續一直逼我，現在他會要我多休息、多調養，不要再為工作事業拚命，先把身體顧好再說。」

儘管如此，琬燕卻因為之前先生的不斷刺激與要求，讓她覺得非常不開心，所以在生病之後，雖然先生為了琬燕好要她先放下工作，養好身體再說，但她心裡卻忍不住想著：「以前都是你逼我，要我做這個、做那個，要我做出成績來，既然如此，那我就做給你看！」帶著些許賭氣與報復的意味，琬燕即使身體再不舒服，還是堅持要每天進公司，為的就是賭一口氣。琬燕說自己從小就很愛生悶氣，只要稍有不如意的事情就會生悶氣，把那股怨氣放在心裡，所以老是感覺身體不舒服。

看了琬燕的情緒能量，我發現她的內在有很大的衝突與抗拒，一方面是想要修正以往的做事態度和方式，用良性競爭、雙贏共好的方式做生意；但另一方面她又受不了先生的言語刺激，而賭氣想著一定要做出一番成績，讓先生刮目相看。心理的衝突與抗拒，讓琬燕的身體產生很大的能量不協調，尤其是胃部的衝突更明顯，才會導致消化不良、脹氣等問題變得愈來愈嚴重。

透過「掃帶脈」的能量運動幫助琬燕調整情緒及身體能量後，一直以來困擾她的腹部疼痛、脹氣等症狀，當下就好了一大半，這讓琬燕欣喜之餘，更覺得不可思議。我告訴她：「當我們願意改變心念，身體自然就會隨著心念改變而跟著有所改變。你腹脹胃痛的問題，主要是因為內在心念帶著報復與賭氣，之所以在診間能夠很快消除，其實是因為你願意認同我的話，並且決心要好好調整，也就是要放下對先生怨恨報復的心念，而且在轉念的當下，就對先生發出感恩與愛的心念。」

幾個月後收到琬燕的近況，她說當她懂得好好與先生溝通後，現在夫妻之間的關係好了很多，因為她開始真正懂得尊重與愛先生，所以先生願意接受並認同琬燕的宗教信仰與目標，兩人可以一起努力。這些日子琬燕腹脹、腹痛的問題也有很明顯的改善，就算現在偶爾腹脹，也能夠透過打嗝或做排除腹部氣體的能量運動等方式，將肚子裡的氣體排掉，就連以前腹部開刀的傷口，原本手壓傷口時總會覺得很痛，但現在疼痛的感覺也少了很多，當她試著把手放在關元穴上冥想時，原本好像有塊大石頭堵在上腹的沉重壓力，現在也都消失不見，就好像石頭被拿走，整個人感到輕鬆許多。

琬燕還跟我們分享，現在的她對同一件事和過去常有截然不同的體會，以前先生如果對她說出某些話，就算琬燕知道先生沒有惡意，根本沒什麼好介意的，但內心仍然避免不了強烈抗拒厭惡的感覺，但現在再聽到一樣的話時，卻彷彿可以聽到一個聲音在提醒琬燕：「自己的情緒是自己的問題與責任，不是別人的問題與責任，別人無須為我的情緒負責。」透過有意識的自我提醒，琬燕覺得自己身體好了很多，更棒的是不再像以前那麼會鑽牛角尖了。

腸胃是人體消化和吸收食物的器官，當我們心理上無法消化和吸收某些觀念、言語或事件時，就容易反應在身體的腸胃部分，形成胃酸逆流、胃脹氣、胃痛、便祕或腹瀉等症狀。

2 找不出原因的長年腹瀉

健生腹瀉的問題已經持續五、六年了，這些年來健生幾乎天天拉肚子，而且是那種液狀的水便，嚴重的時候一天要跑三、四趟廁所。每次要拉肚子前，腸胃都會咕嚕咕嚕的叫，但幸好沒有什麼嚴重的疼痛，只是一直拉肚子總是不太對勁，所以健生和家人很擔心，深怕會不會是什麼嚴重的疾病。因為檢查找不出什麼原因，在朋友的推薦下來我的門診。

幫健生做能量測試時，我發現健生的小腸能量有些問題，於是問健生五、六年前有沒有發生什麼事，讓他的情緒起了很大的波動？

健生想了一下，似乎不記得五、六年前有什麼特別讓自己情緒起伏很大的事情，這時陪在一旁的健生太太，突然說：「五、六年前啊，健生的大哥沒有任何徵兆，突然在某一天自殺了，而健生的腹瀉好像就是在大哥走了之後才開始的。」

我問健生：「想到哥哥突然自殺這件事，你有什麼感受？」健生說：「我當時真的嚇了一大跳，怎麼也沒想到看起來一切都很好的大哥，為什麼都沒有任何交代就選擇輕生，離開大家。」

於是我一邊幫健生調整能量，一邊跟健生分享：「雖然哥哥過世很讓人震驚，但是每個人的生命都有他的走向，有人因為生病、意外而離開人世，也有人選擇自己結束生命，每個人的生命長短都有背後的因緣和意義，我們只能選擇接受和祝福。無論是自殺也好，意外死亡也好，有些時候天災一來，一整個村莊的人都可能消失不見，即使如此，生命也只是去到另一個時空，真正生命的本質從來沒有結束。」

幫健生調整完能量之後，我請他閉上眼睛想一想離世的大哥，然後問他是否還會感到極度震驚？

健生說：「沒有了，我現在可以理解大哥的離開，完全是他自己的決定，他選擇了他的路，我應該要放下執念，把我的人生過好。」

一個月後，健生回覆後續的狀況，他說自己多年來嚴重腹瀉的問題，在看完診之後，居然就這麼完全消失，他怎麼也想不到原來大哥的突然離開，對他的影響這麼大，也從來沒有人告訴他，每個人的人生都是自己的選擇，即使大哥選擇自殺，也一定有背後我們所不知道的原因，所以我們只能祝福對方。

根據能量的五行理論，人在受到突如其來的驚嚇時，會導致人體金、木、水、火、土五行中，關於「火」的能量失調，而「火」能量對應的身體器官中，涵蓋了小腸經絡的能量，這也是為什麼健生在大哥突然離世的衝擊下，會出現嚴重腹瀉的原因。

造成腸胃不適、拉肚子等症狀的原因很多，但如果有長期慢性腹瀉的問題，就診檢查卻一直查不出病因的話，就要考慮是不是有情緒能量相關的原因，及早找出原因，才能有效對治。

3 固執己見、愛生氣，容易膽結石

阿姿的膽結石問題已經十幾年了，原本控制得不錯，但前陣子因為女兒要遠嫁國外，有很多親友飯局，沒有節制的大吃大喝一段時間後，膽囊嚴重發炎，因此來我的門診時非常不舒服，她說自己平常都吃得很清淡，即使如此，還是動不動就脹氣脹得很厲害。我發現阿姿的腹部能量卡住不通，而且這些卡住的能量和先生有關。

我問阿姿是不是在生先生的氣，她說沒有，我請阿姿想一件先生讓她生氣的事，她想了很久也沒想出來。阿姿說自己每次生先生的氣時，就去看電視，只要看看電視劇中那些悲催的情節，原本生氣不愉快的情緒，好像就被消化掉了。

阿姿的情緒類型是「邏輯型」，這樣的人常常用腦袋的思維來處理情緒，但往往頭腦處理好了，自認為想通了，沒事了，可是身體的反應並非如此。阿姿之所以覺得自己跟先生沒什麼摩擦，是因為大部分的情況，阿姿都選擇忍讓，強迫自己不跟對方起衝突。

阿姿很驚訝我會這麼說，因為她覺得她和先生彼此都很替對方著想，例如那天阿姿隨口說她想去大賣場買東西，先生就決定馬上出發，但當下阿姿其實非常疲倦，只是看先生那麼有誠意，於是勉強自己打起精神跟著先生出門。阿姿說：「我只是想著既然先生對我這麼好，我應該配合他。」

我告訴阿姿：「你和先生相處看似很平和，事實上是你刻意避免衝突、壓抑情緒的結果。其實你可以先謝謝他，然後跟他說：『我現在真的好累，可以改天再去嗎？』人經常會在勉強自己讓步後，對自己和他人生悶氣，你的膽結石就是因壓抑悶氣造成肝膽能量不順暢而形成的。大部分的時候你總是努力配合別人，不太表達自己的需求，這就是問題所在。最好不要藉著看電視或其他方式來轉移注意力、逃避自己的感受，要練習表達，在面對和處理情緒時，要讓情緒流動，而不是裝做沒事，否則就會累積一堆氣，卡在身體裡。一旦發現有生氣的感覺，就讓自己當個覺知者，觀察情緒的流動，不要急著轉移注意力，因為只有懂得面對和好好表達自己的情緒，才是處理情緒的根本之道。」

阿姿這次膽發炎去就醫，因為實在太過頻繁，所以醫生建議開刀摘除膽囊，她問我把膽拿掉沒問題嗎？

我告訴阿姿：「膽囊拿掉的話，心臟容易受影響，可能產生心律不整的問題，人體的器官是相生相剋的，牽一髮而動全身，不建議隨便摘除身體裡的器官。如果拿掉膽囊，的確不會再有膽的問題，但其他臟腑和身體部位可能會開始出現問題。其實身體有自行復原的能力，試著讓身體的能量流動，不要暴飲暴食，不生氣或生悶氣、不熬夜，跟疾病和平共處，也許才是治本的方法。」幾個月後阿姿來信，她沒有開刀拿掉膽囊，而是選擇和膽結石和平共處，目前身體狀況很平穩。

有一陣子網路很流行喝蘋果汁、橄欖油、檸檬汁和瀉鹽來排除膽結石，很多人都親身嘗試，我的臨床經驗的確看到有不少人在試過之後，身體排出如同膽結石一樣的小石頭，也有些原本因為結石而有疼痛症狀的病人獲得改善，但其中有些病人在嘗試這個方法的前後，去醫院做了超音波，對照檢查結果卻發現，幾乎所有原先的膽結石都還在，並沒有因為喝了蘋果汁、橄欖油等而把結石排出來，於是有人拿了排出的結石去化驗，才發現小石頭原來是橄欖油和檸檬汁合成的皂結石，而不是原先期待排出的膽結石。

因此，我認為類似的食療方法，與大量飲水有助預防腎結石的原理或許相同，可能對膽管的疏通有些助益，讓膽結石的問題得到些許改善，但卻非治癒之道，萬一喝得過量，還可能造成身體負擔。

坊間還有一說，認為不吃早餐可能是膽結石和膽囊癌的誘發因素，因為人體在長達七、八個小時的睡眠之後，膽囊中儲存了大量的膽汁，這個時候如果能吃點東西，無論是喝杯豆漿或吃些麥片粥等，都有助於膽汁排出，較不容易形成結石。如果沒有吃早餐的習慣，膽汁就會積聚在膽囊中，造成膽囊的代謝紊亂，所以建議大家最好養成每天吃早餐的習慣。

前述的說法大致上很合理，但其實更深層的原因，是現代人晚餐經常吃得太多、太飽，導致膽汁分泌過剩，又因為晚餐吃得太多，到了隔天早上還沒來得及全部消化完成，所以起床時往往沒有胃口吃早餐，加上膽汁是用來幫助身體消化與吸收脂肪，所以如果吃得太油膩，就更容易刺激膽汁分泌。因此只要晚餐量少、清淡，身體就不會分泌過多膽汁，而且晚上吃得少，早上起床時自然會覺得餓，有胃口吃早餐，所以重點還是在於晚餐要吃得少一點、清淡一點。

一般而言，透過食療的方式來處理身體的結石問題，所能達到的效果非常有限，因為產生結石的根本原因，與個人的心念或情緒有關。許多膽結石或膽道癌的患者，常常有愛生氣、看別人不順眼的傾向，這些人的心念特別執著或固執，總認為自己是對的，別人是錯的，堅持己見，又容易不滿、憤怒、生氣、委屈，所以身體就容易因淤塞而產生結石。如果發現自己執念太深又愛與人爭對錯，最好能調整自己的脾氣，不要總認為別人應該順著我們的意見，或是非得讓我們看得順眼。

4 腎結石該如何是好？

旅居美國的沁婷在十幾年前發現自己左邊腎臟長了一顆約〇．二公分大小的結石，看了醫生之後，醫生建議先觀察。後來結石雖然自行排除，但沁婷開始有頻尿的問題，晚上睡覺經常要起來上廁所，偶爾還會有不正常出血。

六年前沁婷又發現右邊腎臟有一顆〇．四公分的結石，醫生還是建議不開刀，幾個月後複診，結石已自然掉落。一年多前沁婷回台灣看爸爸媽媽，回美國前特地在台灣的醫院安排全身健康檢查，結果照超音波時，發現左邊腎臟又長了結石，而且居然大到〇．九公分，雖然暫時沒有任何痛感，但這麼大一顆結石，還是讓沁婷嚇出一身冷汗。

沁婷因為慣性生理痛的問題，利用回台灣的機會來我的門診，當時她只稍微提到自己曾經有腎結石的問題，但當下並不知道自己的腎臟又長了結石。我告訴沁婷，腎和膀胱的問題經常和不安或緊張的情緒有關；常常因為別人做一些不符合自己期待的事情，而介意生氣的人，身體就容易產生結石，因此要學著調整心念。此外，我還建議沁婷常常練習緩和焦慮以及調和腎與膀胱的能量運動。

回美國一年多後，沁婷來信，她在回美國前健康檢查，發現左邊腎臟長了〇．九公分的結石，一年之後因為不放心那顆〇．九公分的腎結石，特地去了美國的醫院進行電腦斷層掃描，檢查結果發現結石居然只剩下〇．四公分，就連醫生也覺得不可置信，檢查的醫生告訴沁婷，一般來說結石只有變大的可能，變小的機會可說是微乎其微。

這讓沁婷又驚又喜，她說回美國後，經常練習我教她的能量運動，而且每次邊做，都會一邊打嗝，她也經常找時間靜坐，每次靜坐身體都會先輕微旋轉，然後跟著開始打嗝，但因為記得我說只要讓那些氣排出來，身體就會比較舒服，所以沁婷堅持繼續練習，果然等到打嗝停止時，整個人就舒服多了。

沁婷在信中告訴我，在知道電腦斷層的檢查結果後，她真的又興奮又開心，回到美國的這一年多來，她很認真的做腎和膀胱經的能量運動，檢查結果讓她很有信心，接下來她還會持續做能量運動，希望一年之後再追蹤，僅剩的〇．四公分結石可以消失不見。

除了能量運動，對治結石問題，必須從調整心念做起，一個人如果願意尊重他人可以有不同的意見，並且學習從不同的角度看事情、處理事情，自然就不容易因為別人和自己的做法或想法不同，而感到不高興或是憤怒，也就不容易讓身體因為阻滯而形成結石。

5 名列前茅的孩子得了腎病症候群

閔泉自從國三得了一次重感冒，導致全身開始腫起來，就患了腎病症候群。幾年來時好時壞，雖然還不到要洗腎的地步，但必須固定持續服用類固醇，病情發作嚴重時，一天甚至要吞十幾顆藥，這讓閔泉和爸媽都很受不了。

閔泉的父母一向很重視閔泉的課業成績，總是嚴格要求閔泉必須名列前茅，對他寄予厚望。由於閔泉本身是個好勝心強又自我要求很高的孩子，所以從小就自動自發，用功讀書，加上資質不錯，因此成績表現十分優異，沒讓爸媽太過操心。

閔泉的情緒類型屬於「感受型」，感受型的人總能敏銳的感知到他人的期待及各種情緒，所以會習慣性要求自己盡可能滿足對方。閔泉的媽媽個性非常焦慮，而爸爸則十分嚴格，因此敏感的閔泉承受了來自媽媽的不安與爸爸的高標準等雙重壓力，總是不斷要求自己一定要成績優異，一旦考不好或稍有退步，就萬分自責、懊惱不已，長期處在巨大的課業壓力下，最終導致身體出了大問題。

閔泉生病之後，爸媽似乎意識到閔泉承受了太大壓力，所以不再嚴格要求成績表現，這讓閔泉鬆了一口氣。雖然如此，他還是希望自己的課業能維持一定的水準，並沒有因此鬆懈，每次考試仍然如臨大敵，所以每到大考前，閔泉的病情就會復發，甚至加重，就算他常跟自己說考不好沒關係，但愈是這麼想，就愈是無法專心讀書，結果只是讓自己更焦慮，壓力也愈來愈大。

腎臟疾病經常與對生命、環境、自我或他人所產生的巨大不安全感導致的壓力有關，這些不安全感基本上都根源於個人的心念，所以在治療身體的疾病時，也得要去處理造成疾病背後的心念和想法，才能真正療癒。閔泉是感受型的孩子，潛意識裡格外希望能夠得到父母的認可，常會拚命努力去滿足父母的期待，對別人的情緒容易感同身受，這使得閔泉承受父母的高度期望，導致自己強烈不安，才會搞到連健康都出了狀況。

我告訴閔泉，他的腎臟病跟壓力有關，如果懂得調適壓力，身體其實是能夠慢慢好起來的。一般而言，壓力往往根植於我們的想法，如果身體在做一件事，但心卻想著其他事情，就容易產生壓力。就像閔泉一方面準備考試，但另一方面又擔心考不好，雖然也會跟自己說「考不好沒關係」，可是一旦出現「考不好沒關係」的想法時，身心就已經分離，這時身體雖然想好好休息，但心裡卻一直擔心萬一考不好怎麼辦。

當閔泉想到可能考不好，腦海裡就會冒出很多小聲音，例如：「考不好就完蛋了！爸爸一定氣得罵人，媽媽又會嘮叨個沒完。」又或是：「考不好很丟臉，會被人看不起。」各種念頭一個接著一個，這些心念造成很大的壓力，最後反而讓人無法專心讀書，所以閔泉需要讓自己專心，讀書的時候就專注的讀書，不去想考得好會怎樣，考不好又會怎麼樣，觀察身體的需求，該休息時就好好休息，努力做到身心合一，才能減輕壓力。

我請閔泉練習，一旦覺察到自己又在擔心考不好時，就趕快把心念抓回來，回到當下，把心思放在正在研讀的功課上。我們常常不自覺的想東想西，擔心這個擔心那個、懊悔過去又煩惱未來……想得太多，只會讓我們脫離當下，徒增焦慮。只要能夠全然的專注和投入在當下，就不會感受到焦慮、壓力或緊張，雖然做起來很困難，但習慣既然是我們自己養成的，就可以想辦法改變。把心念抓回當下，也可以透過不斷練習，讓自己愈來愈懂得如何專注在當下。

不過，學習專注在當下，不等於從此不會再起煩惱心，壓力處理可說是一生的課題，因為煩惱的念頭無法被控制，它總是會自然升起，但只要我們發覺自己又在想東想西時，就試著讓心念回到當下，便能專注於現在手上正在做的事。

除了不讓自己身心分離，感受型的閔泉也常常會為了達成父母的期待，不希望讓父母失望而過度逼迫自己。人要懂得盡力而為，但是盡力而為不代表要苛責自己、打壓自己或勉強自己，更不是逼迫自己去做那些超出能力以外的事。當一個人只能抬得動一百公斤，卻強求自己抬到兩百公斤，結果只會讓自己受傷。凡事只要盡力就好，不去強求結果，因為已經使出全力，就不會感到不安。

閔泉因為很能感受父母的期待，所以不由自主的逼著自己要去滿足父母，但父母的期待是他們的期待，閔泉要看清楚自己真正想要的是什麼，不需要把父母或其他人的期待當成自己的使命。

如果閔泉沒有正視這個問題，病就很難好起來，因為他知道爸媽不會對生病的自己有那麼高的課業要求，不用去面對萬一考不好時他們的失望，這讓閔泉感到安心，因此潛意識裡他很難真正想讓自己的病完全康復。

我除了教閔泉練習幫助頭部氣血上升和提升專注力的能量運動（可以參考《哈佛醫師養生法2》），也告訴他一旦覺得緊張、有壓力或需要準備考試時，都可以練習處理三焦經的能量運動，經常練習這些能量運動，能夠減緩焦慮，讓自己專心。此外，我還告訴閔泉，當自己做得好，要學著自我肯定，可以拍拍自己的肩膀，或是跟自己說：「我做得很好。」

兩年後，閔泉寫了一封信給我，他說後來腎臟病只出了一個小小的問題，但也很快的痊癒，之後就沒有再復發。現在他已經考上大學，也搬出來住了，不會再把他人的期待強加在自己身上。如今只要覺得病情有復發的跡象，就會試著去找出自己的壓力來源，留心是不是又對自己要求太高，還是又把別人的期望放到自己身上，又或者在擔心未來的事，而無法專注在當下。透過有意識的練習，可以愈來愈懂得如何控制心念，讓自己不需要依賴藥物。

6 都小四了為什麼還會尿床？

萌青是個可愛的小女孩，今年已經上小四了，但很讓媽媽煩惱的是萌青會尿床，都已經這麼大了，怎麼還會控制不了？媽媽除了洗床單洗得很煩，更擔心萌青是不是有什麼身體上的問題，帶著萌青看了好多醫生，中西醫都試過了，但效果卻很有限，萌青還是不時會尿床。

現在每天晚上媽媽不但要求萌青睡前兩小時不可以喝水，還會再三叮嚀她上床前一定要去上廁所，而且半夜三、四點，媽媽還會起床把她挖起來上廁所，如果不這麼做，萌青隔天一早十之八九會尿床。

萌青的問題其實不只是這麼大了還會尿床，每天早上要叫她起床也是一件苦差事，經常是左右鄰居都被吵醒了，她還是醒不來，每次到後來爸爸媽媽為了叫萌青起床，不是弄得全家雞飛狗跳，就是一大早搞得全家不開心。

我治療過好幾個類似的孩子，都已經快要進入青春期了，卻還有尿床的問題，或是白天精神不濟，總是睡不飽、叫不醒。這些孩子經常是腎經或膀胱經出了問題，而背後的原因，往往都跟孩子有著強烈害怕不安的心念有關。

一般說來，小孩子的腎經如果堵塞，就容易出現疲累、睡不飽的狀況，而要是膀胱經堵塞，就可能會有尿床或頻尿的困擾。雖然去看中醫可以幫助調整經絡，但若沒有處理導致經絡堵塞的根源心念問題，就算診療的當下或幾天有改善，沒多久經絡又會繼續堵塞，問題又會再次上演。

我問萌青的媽媽：「你和先生的感情如何？」萌青的媽媽先是愣了一下，不懂為什麼帶女兒來治療尿床的問題，會被問到自己和先生的感情好不好。

我告訴她：「很多孩子的腎經或膀胱經堵塞，是因為害怕或不安，除了日常生活中可能讓孩子感到不安的事情，例如父母經常吵架，甚至大打出手，或是父母管教嚴格，動輒打罵，也有很多孩子是因為怕黑或怕鬼，而這都跟後天的環境和教育有關。」

萌青的媽媽這時才有點難為情的說，她的確跟先生常有口角衝突，三不五時就會跟先生一言不合、唇槍舌戰，甚至有時還會互相拉扯，兩不相讓。自己是很嚴格的媽媽，因為對女兒的期許很高，課業一向都盯得很緊。

我告訴萌青的媽媽：「父母如果摩擦頻頻、惡言相向，孩子往往會受到很大的驚嚇，也會因為不知道該怎麼辦或擔心父母離婚，而產生強烈的恐懼不安，所以萌青已經小四了還會尿床，白天精神很差，應該是腎經跟膀胱經的能量卡住了，而這很可能是萌青對於爸媽三天兩頭就吵架，以及過度擔心學校功課等種種壓力所造成的結果。如果希望孩子能夠戒除尿床或早上叫不起來的問題，就要想辦法調整夫妻的溝通方式，以及對孩子的管教方式。」

有些父母師長會用威脅的方式管教孩子，或是不時喜歡講講鬼故事嚇唬孩子，孩子因為不懂，很難區分事實和虛擬的情節，所以常會造成內心不必要的恐懼害怕，大人雖然只是出於好玩或開玩笑的心情，看著孩子嚇成一團的樣子也許覺得很有趣，但是卻可能在孩子的心裡留下難以抹滅的恐懼，進而影響身心健康。

有的孩子很怕黑、有的很怕鬼、有的怕被父母打、有的害怕考試，也有的害怕父母吵架離婚……如果孩子有特別感到不安害怕的事情，就可能會有尿床、頻尿、睡不飽、精神萎靡等症狀，要根治這些問題，就要去處理孩子的情緒能量，幫助孩子調整心念，否則就算針灸或吃藥暫時疏通了經絡，解決了症狀，但是只要情緒一起來，經絡又會塞住，導致治療總無法達到預期效果。

除了調整造成孩子恐懼不安背後的情緒或心念，我也會建議像萌青一樣情況的孩子，要多練習強化腎經和膀胱經的能量運動，讓自己身心更快的恢復健康。

加強腎經和膀胱經的運動可以做敲四處，還有調整腎和膀胱的經絡能量（參考《情緒五行ＤＶＤ》）。超級頭腦瑜伽也非常好用，這方法在強化腎經和膀胱經之餘，還可以加強孩子的專注力。

超級頭腦瑜伽源於印度，做法如下：

(1) 保持安靜站立，專注呼吸幾次。

(2) 舌頭頂住上顎，接著雙手交叉，用左手的拇指和食指抓住右耳耳垂，右手拇指和食指抓住左耳耳垂（拇指要放在耳垂前方，食指則放在耳垂後方）。

(3) 雙手抓住耳垂的同時吸氣，緩緩下蹲直到完全蹲下（特別要注意，蹲下時後腳跟不要翹起來，要讓整個腳掌完全著地）。

(4) 再慢慢吐氣站起來，這樣反覆約十五到三十次，可視體力和熟悉情況逐漸增加次數。

想了解更多

詳盡的能量運動說明，請掃描 QR Code，參見《情緒五行 DVD》。*https://ppt.cc/fvCdox*

小孩如果尿床或是早上怎麼也叫不起來，父母先別急著動怒或大聲喝斥，孩子通常不會故意尿床或賴床，父母必須幫助孩子一起找出原因，才能真正解決問題。家庭氣氛和諧，父母懂得溝通且互相尊重，不輕易吵架威脅，也不會總是把離婚掛在嘴上，創造一個安全和樂的家庭，孩子才能安心快樂的成長，不會帶著恐懼，終日惶惶不安。

情緒與神經系統疾病

1 孩子的身體問題，常反映家庭關係的壓力

兩歲多的軒軒從幾個月前開始出現奇怪的行為，不知道為什麼，軒軒總會不由自主的一直摸臉，特別是嘴角附近的皮膚都已經摸到紅腫、破皮、流血了，卻還是控制不了的想到就摸。媽媽雖然一再制止，卻怎麼講也沒有用，看著孩子臉上的傷口，十分擔心。

媽媽帶著軒軒來的時候，一再表達對於軒軒傷害自己的行為感到憂心忡忡。她說：「我原本以為他只是口腔期沒有得到滿足，才會一直摸嘴巴，但搞到後來都受傷了還不停止，實在是把我嚇壞了，真的不知道該怎麼辦才好！」

我可以感覺到軒軒媽媽的情緒極度焦躁，雖然媽媽一再強調軒軒的問題很嚴重，但我覺得他很可能是受到媽媽心念的影響，承接了很多的壓力和緊張，才會出現不安焦慮的行為。因為小孩常常分不清自己和他人的情緒能量，特別是母親和孩子的連結很深，對孩子的影響既直接又強烈，因此如果媽媽太過焦慮，孩子自然很難安定，在這樣的狀態下，要幫助孩子找回安定的能量，就要先讓母親安定下來。

當軒軒媽媽聽到我說孩子的不安很可能是受到父母的影響，是父母把不安的心念傳遞給孩子，孩子才會跟著一起不安時，她就哭了出來，一直不斷自責，認定都是她的錯，才會讓軒軒變成這樣，都是她不好，她不是一個稱職的媽媽。

我告訴軒軒媽媽：「千萬不要自責，孩子的問題也是在幫助媽媽學習，讓自己可以找回平衡、祥和的情緒，一直自責對你或孩子都沒有任何好處。軒軒這一生有他必須學習的功課，軒軒之所以會成為你的孩子，就是因為你是最適合幫助他去完成這個功課的媽媽。因此只要記住，在孩子有情緒時，媽媽要先能安定自己的情緒，才能幫到孩子。從軒軒的能量上看到，他有很多不安的能量都塞在嘴巴裡，可能是不知道如何表達和釋放，才會不自主的想去摸嘴巴。」

我請軒軒媽媽一旦發現軒軒又開始不安時，先想想自己是不是也有不安的感受，然後練習調整三焦經的能量運動；只要大人平靜穩定，孩子就會安定下來，千萬不要想著用制止的方式要孩子服從，因為愈是強力制止，孩子只會愈想反抗。孩子已經緊張得不知如何是好，如果家長也跟著焦急緊張的吼罵，只會讓狀況更糟。

軒軒媽媽還是很遲疑，她說：「軒軒的行為已經傷害了自己，算是一種障礙，我實在無法看著他繼續傷害自己，尤其他又是很容易亢奮的小孩，所以我總是期待他能安靜下來。為了讓他靜下來，每晚睡覺前，我規定他要靜靜的躺在床上，閉起眼睛不要說話，但他總是安靜不了幾分鐘就忍不住動來動去，或是又開始一直摸臉。」

我告訴軒軒媽媽：「既然知道自己容易緊張焦慮，而且也很難控制，就更不該期待軒軒能夠安靜鎮定。如果想讓孩子靜下來，就要先讓自己靜下來，不妨聽聽音樂或是泡個熱水澡，只要媽媽覺得舒服安定，孩子就會跟著安定。至於軒軒的行為是不是障礙，其實是軒軒媽媽自己的定義和想法，因為他至少懂得發洩，這比媽媽刻意壓抑情緒好多了，一旦得到紓解，能量不再那麼緊繃，反而比較能安定下來。」

父母要教導孩子的是一旦有了不舒服的感受，可以如何抒發，而不是告訴孩子不准有感受。就好像當我們很想哭的時候，如果被人大聲喝斥，叫我們不要哭、不准哭，我們只會覺得更委屈、更想哭，所以軒軒媽媽要教軒軒如何處理感受，如何和感受和平共處，例如告訴軒軒如果想摸臉，可以摸摸嘴角以外的地方，也可以笑一笑，或是找媽媽抱抱拍拍。他會一直摸嘴巴，很可能是因為累積了很多無法抒發的能量卡在嘴裡，媽媽可以試著和他一起唱唱歌，或是喊一喊、笑一笑，透過這樣的方式讓能量抒發。

一個月後和軒軒媽媽聯絡，她說現在軒軒比較能克制自己，不會再無意識的一直摸臉，就算是摸臉也是刻意要媽媽抱抱，整體來說，媽媽覺得軒軒好多了，之前嘴巴破皮腫脹的地方也已經完全痊癒了。

一般很小的孩子如果出現身體或情緒的問題，往往反映的是父母的問題，所以得要先處理父母的心念，才能處理孩子的問題；通常父母的問題處理好了，孩子自然而然也就好了，所以父母自己要願意學習和改變，而不是光要求孩子改變，才能真正解決在孩子身上看到的問題。

2 煩惱個不停、愛生氣，容易失眠

安鳳已經失眠很多年了，不但難入睡，又淺眠容易醒，就算睡著了也一直在做夢，所以每天早上起床總是很吃力，整個人也經常處於昏昏沉沉的狀態。看著自己愈來愈深的黑眼圈，安鳳不知道為什麼自己會有這麼嚴重的睡眠障礙。

安鳳的能量顯示出她的肩頭沉重、胸口窒悶、生命無力，於是我問安鳳：「你的生命中發生什麼事，讓你壓力很大、很無力？」

安鳳說：「也許是媽媽的關係吧！媽媽年紀大了，跟她說話總要特別小心謹慎，只要講了什麼讓她不開心的話，媽媽就會說她要去死。這讓我壓力超大，每次跟媽媽說話都要戰戰兢兢，再三斟酌。我是開小吃店的，每次生意不好的時候，我就會心情不好，可是又不能表現出來，以免讓媽媽也受影響。」

我告訴安鳳：「每個人都有自己的生命選擇，媽媽也是一樣，你的母親有她自己的意志，如果她要選擇自殺、生氣、傷心，那都是她的生命選擇，也是她的生命課題，並不是你想改變或控制，就能改變或控制得了。只是為人子女，我們不應該忤逆父母，不然一定會感到內疚和懊悔。」

安鳳急忙說：「沒有，我沒有忤逆媽媽，只是有時候媽媽會來幫我的忙，如果那天生意不好，我就會去想可能的原因，有時候我會問媽媽：『你今天的菜會不會放太多油了？』這樣就可能惹得媽媽不高興，所以我只好更加小心翼翼的跟她說話。」

我告訴安鳳：「我們的言語其實是帶有情緒和能量的，一旦我們說出來的言語帶著指責或不高興的心念，聽話的人也會感受得到，當你問媽媽會不會放太多油的時候，如果心裡有埋怨或責備，媽媽自然就會覺得不開心和難受。因此，下次在思考生意為什麼不好的原因時，千萬要注意自己的心念，一定要先跟媽媽表達感恩，謝謝她在你忙不過來的時候，願意幫你的忙，先把感恩的心念送出去，然後再跟媽媽一起探討問題出在哪裡。」

安鳳也許可以試著用另一種方式跟媽媽討論：「媽媽，最近生意不太好，我們來研究看看問題出在哪裡？看怎麼可以把東西做得更好吃？好嗎？」當我們不帶著指責的心念，而是帶著感謝和虛心請教，媽媽不只不會生氣傷心，還會很熱心的想幫忙找出問題的根源。做父母的都希望能夠幫孩子的忙，問題在於孩子要懂得感恩，而不是怪罪或批評，甚至把責任推到父母身上。

安鳳聽了之後，才發現平常自己跟媽媽說話的口氣雖然沒有「大小聲」，也沒有直接指責媽媽，但其實每次店裡的生意不好時，心裡還是會對媽媽有所抱怨或不滿，認為一定是媽媽的菜煮得太油膩、口味太重，影響了店裡的生意。而這些想法就算沒有說出口，其實媽媽也能感受得到，所以才會不高興。安鳳覺得很抱歉，想到自己一直以來都不懂得好好謝謝媽媽，每次店裡忙碌的時候要不是有媽媽幫忙，根本就人手不足，就算想跟媽媽討論怎麼把菜煮得更好吃，也應該帶著感恩，而不是帶著指責，難怪媽媽會這麼不舒服。

當我們責怪對方脾氣不好、愛生氣，讓我們跟對方互動時總是壓力很大，最好先靜下來檢視自己是否才是那個易怒的人，是不是常常生悶氣或看不慣對方的行為，所以不知不覺中讓對方感覺和我們相處時壓力很大。「凡我投向宇宙的一切，終將回到我的身上。」所以要學習管理自己的心念，一旦內在沒有那樣的心念，就不會對那樣的心念產生共鳴，也就不會讓自己一再受到外來心念的干擾。

3 愛操煩、愛碎唸，和健忘失智有關

秀香記性很差的狀況這幾年愈來愈嚴重，幾個月前秀香去教學醫院的神經內科檢查，結果發現大腦前額葉有萎縮退化的現象，於是開始服用失智症藥物，這讓本來就很容易煩惱的秀香更加煩惱了。

從能量的狀態上看出秀香是一個非常容易擔心的人，什麼事都往壞處想。人只要一煩惱，頭部就容易有氣血不足的問題，長期的氣血供應不足，除了可能造成腦部萎縮之外，無法製造足夠的神經傳導物質也可能產生憂慮、沮喪、健忘等症狀。秀香就是因為太容易煩惱擔心，導致身心壓力過大，導致理應交叉的能量轉為平行，才會出現健忘記性差的問題。

秀香是虔誠的佛教徒，不但長期茹素，從七、八年前開始，每天上午從七點到十一點，以及下午兩點到五點，都會在佛堂誦經唸佛，因為深感信仰以及吃素的好處，秀香也非常希望家人能夠跟她一樣吃齋唸佛，每次跟先生孩子一起用餐，秀香就會不斷強調吃素的好處，到後來甚至會嫌棄葷食的先生和孩子，說他們身上有股很不好的味道，或是三不五時就說先生的嘴裡有股味道，一定是因為吃肉搞到胃不好，才會有口臭。

我告訴秀香，同一件事一直嘮叨就表示嘮叨沒有用，每個人有自己的思考和判斷力，一直講只會讓對方反感，反而讓對方起煩惱心。家人的生命並不是屬於你的，他們只是這輩子來陪你演一齣戲，名義上稱為「你的先生」或「你的孩子」，但他們有他們的選擇、他們的功課，和他們的人生學習。就算在佛陀的時代，也沒有所謂吃素這件事，雖然秀香是出自好意，但人家要吃什麼，應該讓每個人自行決定，何況秀香雖然吃素，但她自己的胃也一樣有問題啊！

秀香有點委屈的解釋說：「我都是為了家人好啊！明知道他們做的是不好的事情，難道不該事先提醒他們嗎？正因為是自家人，總是要盡力幫助他們往更好的方向走，否則任由家人隨業流轉，不就變成失職的太太或媽媽了嗎？」

我跟秀香說：「一直唸只會跟人結惡緣，讓自己和家人徒起煩惱心，孩子和先生還是我行我素，甚至到後來不但聽不進你說的話，還會想要遠離你。如果有智慧，就不要一直嘮叨，不要拿著自己的尺和想法去衡量別人或批評別人的不是。身為父母當然可以給孩子建議，但不是一直叨叨絮絮唸個不停，那叫起煩惱心和執著心，講再多次也沒有用，只會造成夫妻和親子關係的疏離、煩惱和怨懟。」我們所認定的「好」，跟別人認定的「好」很可能不一樣。

孩子只是和父母有緣，從母親的子宮出來而已，但父母不能控制、也無法擁有孩子，孩子並不是父母的附屬品，他們有自己的意志。

秀香搖了搖頭，說：「可是孩子如果沒做好，別人會說是媽媽沒有盡到責任啊！」我告訴秀香，孩子一旦成年了，就不再是父母的責任，如果因為害怕外面的人閒言閒語，就強迫孩子要依照父母的標準做選擇，那是為了自己的面子，而不是為了孩子。秀香的出發點雖然是好意，但方式不對，所以才會有那麼多煩惱和跟人的衝突。

改變別人很難，改變自己比較容易，學習管好自己不安或生氣的情緒，試著去理解他人和放下自己的堅持（固執），而不是一直嘮叨或強迫別人照我們的意思去做。當代高僧廣欽老和尚從來也不會整天逼人家吃素，只有信眾主動向他請益時，他才會告訴對方「要唸佛、要吃素。」我轉頭對秀香的先生說：「下次太太再唸你的時候，你就謝謝太太的關心和愛，然後提醒她，請她只要祝福你就好。」

秀香的先生說：「秀香健忘的情況已經兩、三年了，她很擔心是不是遺傳，因為她媽媽和外婆也都是年紀大了中風，然後得了失智症。秀香還很在乎別人怎麼說她、看她，她之前去佛堂，有人說她有老人味，她就每天洗三次澡，換好幾套衣服；或是逢年過節要跟親友聚會，她就緊張得要命，當年她嫁給我的時候，曾經被我媽嫌過不會做家事，現在我媽都過世好幾年了，她的陰影卻一直還在，每次只要親友要來家裡拜訪，她就又緊張得不得了，還會感到害怕。」

我告訴秀香，愛操煩和擔心的媽媽所教出來的孩子，常常也是愛操煩和容易擔心的，如果要說這是遺傳也說得通，但其實我們可以選擇脫離這樣的模式。就算別人說我們很善良，也不代表我們就很善良；別人說我們很邪惡，也不代表我們真的很邪惡。自己就是自己，跟別人怎麼說、怎麼想，根本沒有關係。

我請秀香跟周遭的人說：「我把你們的意見、想法還給你們。你們所看到的世界是你們自己的心念創造出來的，你們要怎麼想我、說我，我都尊重。畢竟你們的想法跟我無關，我做我自己，做人就是要輕鬆自在、毫無罣礙。謝謝你們幫助我學習如何『去我執、滅我相』，我要練習把『我』的罣礙去掉，只要不要自己看得太重，就沒有一個『我』被批判、被嫌棄，我也就不必在乎別人怎麼想、怎麼看，不然唸再多的佛號對修行也無益，我要開始學習實修，謝謝你們這些老師。」修行要真正落實才有用，如果修行卻沒有增長智慧，那就只是瞎忙。

其實秀香的健忘問題並不難處理，簡單的交叉能量運動就可以幫助秀香的能量快速恢復交叉的狀態，但這只是治標的暫時做法，秀香若要解決健忘的問題，終究還是要試著改變自己的心念，否則就算透過能量運動把平行的能量調回交叉的狀態，一旦焦慮擔憂的心念再起，能量很快又變回平行狀態，那就只是徒勞無功。

我對秀香說：「你是個好太太，卻是個囉唆的太太，也是一個煩惱太多的太太，把自己煩惱到都快失智了。潛意識你也許會認為失智的好處就是以後不用記得這些煩惱的事，但是壞處就是大腦會繼續萎縮退化，到最後什麼都記不起來。所以應該先管好自己，不要想著去干涉或管控別人，別人才會學習管好自己和自我負責，對家人或其他跟自己不同的人都一樣，只要祝福就好。

學佛最重要的就是學習去看順眼，不是嘴巴在唸佛，但眼睛或心裡還在不停的批評別人，看什麼事都不順眼。要去看看自己在煩惱什麼，讓家人去學習各自的功課，不用擔心先生或孩子怎麼樣。不要什麼事都想控制，無論我們怎麼去控制，每個人的身體最終都會敗壞，人一定會死，所以當煩惱心又起來的時候，不妨想想：先生會死，孩子也會死，既然大家終須一死，所以他們要怎麼做、怎麼吃、怎麼玩，怎麼學習，我都ＯＫ，都可以尊重他們，我願意放掉我的煩惱心，不再罣礙。」

幾個月之後，秀香的先生回覆她的近況，他說秀香的記憶力已經有所進步，重複問同一件事的次數少了一些，就算還是會忘記事情，但已經可以自理生活大小事，更重要的是她的心情比較放鬆了，雖然她還是不時會要求家人吃素，不過嘮叨或生氣的時間大幅縮短。

年紀大的人要改變一輩子的習性的確比較困難，但只要自己有意願，加上家人的善意提醒，還是可以不斷的進步和改善。病人會變好往往不是醫生的功勞，而是病人看到自身的問題，願意加以調整才會變好，一旦「因」轉變了，「果」自然會跟著轉變。

和讀者分享幾個預防老年失智、改善健忘的能量運動，請參考許瑞云醫師「預防老年失智、改善健忘」的示範影片。

想了解更多

請掃描 QR Code 觀看許瑞云醫師「預防老年失智、改善健忘」示範影片。*https://ppt.cc/fGsh4x*

4 想要控制一切，把身體卡住了

如薏來我的門診時，已經在大醫院的神經內科被確診為巴金森氏症，也開始服藥控制。她說自己原本沒有什麼症狀，後來是手腳開始不由自主的微微晃動，才趕緊去就醫。除了罹患巴金森氏症，如薏說自己也為背痛問題困擾二十幾年。

看了如薏的能量場，我問如薏：「是不是哪個人走了讓你很不安？」如薏說，在老大出生一年後，婆婆開始生病，沒想到當時自己又懷了第二胎，很難一邊上班一邊照顧生病的婆婆，實在不得已只好把孩子拿掉，這讓如薏一直覺得很內疚，很對不起第二個孩子。

我請如薏對著無緣來到世界的老二說話：「親愛的孩子，你是我的第二個孩子，很抱歉沒有讓你來到這個世界，但媽媽心裡記得你，也會帶著愛，祝福你順利的展開下一段旅程。謝謝你陪媽媽的這段時間，你是很棒的孩子，我一直記得你，也有唸佛誦經迴向給你。」

我告訴如薏，其實孩子都知道他們和媽媽只有幾個月的緣分，命運就是這樣，他們就是來體驗短暫的母子緣分，然後又會往下個體驗前進。所以媽媽要帶著愛和祝福，而不是內疚感，因為內疚幫不了孩子什麼。

接著我幫如薏調整情緒能量，然後請如薏跟著我說：「每個人都是來這個世界學習和體驗而已，沒有人可以久留，體驗完成就要展開下一階段的體驗，直到我們可以真正放下，沒有罣礙為止。我們都很安全，我的先生、家人都很安全，大家都只是來這個世界學習而已，發生什麼都沒關係，反正這些都只是經歷，並沒有任何東西是恆久不變的，連我的身體都一直在變化，就像《金剛經》所說的：『一切有為法，如夢幻泡影，如露亦如電，應做如是觀。』沒有什麼是固定不變的。我願意祝福我的家人，我不需要控制他們，不需要害怕改變，不用擔心任何事情的發生，畢竟所有人事物都只是夢幻泡影，終究是一場空，當身體不堪再用的時候，我們就得要離開，去到下段旅程，如同我們來到今世的旅程。」

完成之後，我請如薏看看還有什麼不舒服，她說右背還是覺得又緊又痛，於是我問如薏：「先生做了什麼事讓你生氣又傷心？」如薏說：「我先生是很有自信的人，只要他認為對的事情，就沒什麼商量的餘地，他雖然自我要求很高，可是我們做事的方式不太一樣，他總覺得我只能做些沒什麼重要性的簡單工作，常讓我覺得自己很沒用。我照顧他的爸媽二十幾年，只要他的爸媽有事，他就非常緊張，但對我的家人卻不太在意，我爸爸要走的那一天，家裡打電話跟我說爸爸昏倒了，我急著想回家看看，但我先生卻只交代我要小心開車，要不是我板起臉跟他說：『你想清楚應該怎麼做。』他才跟我一起回家，只可惜我們還沒到家，我爸爸就過世了。」

我告訴如薏：「你先生是邏輯型的人，沒有那麼多情感連結，但邏輯型的人也是很慈悲的，只是他們的思考比較理性，所以如果你想要什麼，就要直接跟他講，不要期待他應該知道。譬如趕回去看你爸爸的事，你就要直接告訴他：『我希望你陪我回去，我真的很擔心看不到我爸。』如果你讓他自己決定，他會覺得他沒有阻擋你，你可以自己去就好，所以一定要把你的期待跟他講清楚。」

如薏又說：「我先生每次洗完碗，常常把碗盤排滿整個流理台，我問他為什麼不放進烘碗機，他也說不出個所以然，但我總是擔心這樣碗盤會滋生病菌。」我跟如薏說：「你可以試著告訴先生，把碗盤放流理台很好，但你擔心會有病菌，如果可以的話，就請他放進烘碗機。萬一先生不願意照做，那你就謝謝他願意洗碗，你可以自己去收好。」如薏接著說：「現在我都會陪著先生一起洗碗，然後直接放進烘碗機，如果有時他沒放好，我就自己放。」

在說完這些話之後，我問如薏還痛不痛，她有點驚訝的說：「不痛了！真的不痛了！」我說：「不氣就不痛，氣了才會痛。你要告訴自己：『我不必堅持我是對的，我可以更有彈性的看待所有的事情。』其實修行的路沒別的，就是學著看順眼而已，只要能看得順眼，就什麼問題都沒有。拿掉孩子的媽媽很容易不安，會想要確保什麼事情都在掌握中，但只有當我們不需要掌控所有的事情，才不會動不動就生氣，否則很容易就會因為別人做事的方式跟我們期待的不一樣，而忍不住抓狂生氣。」

如薏有點不敢相信的問我：「所以我不需要擔心我的巴金森氏症嗎？」我跟如薏說：「你只要放掉想控制一切的念頭，不要那麼害怕失控。當我們放掉這些阻礙的時候，身體的能量就會流動得很好。巴金森氏症患者常常有一種『我很害怕失控！』的心念，但就是因為太想要控制而過度用力，結果反而會不由自主的顫抖，只有在我們不需要為了控制，而使盡全力時，身體才能放鬆。」

也在走修行路的如薏問我，她很擔心自己未來能不能去到好地方，我跟如薏說：「心淨國土淨，我們要去哪裡，是跟著我們的心走，其實並沒有什麼地方才是好地方，淨土是內在的顯化，我們需要的是覺察覺知，只要凡事看得順眼，人隨時都可以身在淨土。」

一個多月後，我收到如薏的訊息，她說自己在巴金森氏症確診後，原本已經做好心理準備，接受自己會不可控制的流口水，或是沒幾分鐘就要跑廁所，生活作息也不能像以前一樣，甚至想參加工作坊都不太可能。但我告訴她只要心結能夠打開，身體就會跟著健康起來，沒想到她不但參加了三天的工作坊，而且完全沒有嘴角流口水或尿急的困擾，她真的很開心可以療癒自己，也很高興自己在做一件愈來愈正向的事，同時她開始逐漸減藥，身體也都能維持穩定，期望未來可以不必再依賴藥物。

至於困擾如薏二十幾年的背痛，在我的門診治療時雖然有明顯改善，當下不會痛了，可是如薏懷疑可以撐得了多久，沒想到一個多月來居然都沒有再痛過，這讓如薏驚喜之餘，明白一定要持續努力，好好的平衡心念和情緒。現在如薏把背痛當做「警報器」，如果背又開始痛了，一定是自己的心念情緒又過度不安或太想要控制了。

巴金森氏症患者常有害怕失控的問題，所以不由自主的想要緊緊控制所有人事物，讓自己的心抓得太緊、太繃，時間一久就容易導致僵硬和抖動。其實病人會好，往往不是醫生治好的，而是病人自己願意努力去覺察和改變，才有病癒的機會。我們只能幫助病人找到生病的原因，告訴他們可以如何做出改變，最終還是只有病人自己才能決定要怎麼做。身體很聰明，一旦心念緊了，身體自然就跟著緊了起來，只要心念鬆了、情緒對了，身體自然就會放鬆下來，心不卡住；身體也就不會卡住了。

5 鬱卒阿嬤乳房長出硬塊

七十幾歲的春妹阿嬤由先生和女兒帶來我的診間，在初診的問卷上，春妹阿嬤寫了許多問題，包括乳房有硬塊、睡眠品質差、皮膚不好、心臟緊緊的、膝蓋關節痛、經常喘不過氣，以及容易緊張胡思亂想等，彷彿希望一口氣就能解決所有問題。

春妹阿嬤的情緒類型屬於「聽覺型」，聽覺型的人在狀態不平衡的時候，很容易過度詮釋別人說的話，或是誇大他人的一個眼神或動作，自行衍生出很多情節，即使對方很可能完全沒有那個意思。阿嬤的身體不適，跟鬱卒的心念很有關係。

我跟阿嬤的先生和女兒說：「跟聽覺型的人講話時，要注意兩件事，一是口氣和聲調；二是不要直接批評她錯了。因為聽覺型的人很在意講話的口氣，如果口氣、聲調不好，即使你們是出自關心，她也會生氣不高興。另外，她很討厭別人說她錯了，如果你們讓她覺得她是錯的，她就會生你們的氣。所以不要跟阿嬤說：『你這樣做不對、不好、不應該，也不要指導她應該怎麼做才對。』這樣的說話方式會讓聽覺型的人抓狂。」如果想要給聽覺型的人建議，就要先肯定他做得不錯的地方，然後問他：「你自己覺得滿意嗎？有想要改善的地方嗎？」讓聽覺型的人有機會反思，再自己說出想要改善的地方。要是他沒有發現自己需要改變的地方，也請用溫柔的口吻建議他：「如果可以這樣或那樣做的話，或許會更加完美！」用這種方式跟聽覺型的人溝通，他比較能接受，也就是說，只要口氣溫和、不直接批評，相處起來就會更融洽。

我再對春妹阿嬤說：「聽覺型的人要學習聽到別人說話背後的善意，有時對方可能講話急了，有點大聲，就算口氣不太好，但只要他是為你好，是出於善意，你就要學著去聽到對方話中的善意。你習慣鑽牛角尖，凡事都想太多，有事沒事就在腦袋裡演戲，胸部的硬塊，是因為累積了太多的鬱卒。你的頭腦裡有太多想法，像是：『我老了、沒用了，都沒人關心。』就是因為想太多，無論別人怎麼做，你都不會滿意，只是愈想愈鬱卒，一直累積不滿，導致整顆心都糾結在一起。如果要活得健康，就只有改變自己的個性，不要自我批判，也不要老是認為別人在批評自己，學著自我肯定，也要肯定別人，不要老是想太多，鬱卒在心頭，這樣無論別人做什麼，你都不會滿意，日子就很難過。」

春妹阿嬤有點為難的問我：「那要怎麼辦？我的日子要怎麼過？」我告訴阿嬤：「很鬱卒的時候，就去看看自己在鬱卒什麼。如果聽到別人說的一句話或一個動作，就開始胡思亂想，記得把自己拉回當下，把注意力放在呼吸上，一隻手放在胸前，另一隻手放在腹部，去觀察自己的吸氣和呼氣，注意胸部和腹部的起伏，然後提醒自己：『我在現在，我在這裡。』當別人告訴你，他沒有這個意思或他沒有這樣說的時候，就要相信對方真的沒有這個意思，也真的沒有這樣說。」

阿嬤的先生問我：「我跟她住，她動不動就生氣，我要怎麼做比較好？」我告訴阿公：「記得講話口氣要好，別太大聲，也不要去批評阿嬤做錯了，這樣就不會惹惱她。」阿公說：「可是她做錯事了，我要教她啊！我也是為了她好，不然都不講，她就會一直錯到底啊！」

我跟阿公說：「太太不是你的孩子，你要教她什麼？你的教導在她聽起來，都像是在批評她不夠好，她自然會生氣。雖然你是為她好，但是如果她不領情，你的好意她不僅聽不進去，還會因此而生氣，就算你一直講也沒有用。如果要給太太建議，可以試著用肯定的方式起頭，然後再溫和的提出建議，而且要告訴太太：『這是我的想法和建議，但是我尊重你的想法和決定。』例如覺得太太菜煮得太鹹，可以這樣說：『太太，你煮的菜真好吃，辛苦你了。只是我們現在年紀大了，如果鹽再少一點，或許對我們更好，謝謝你。』這樣的方式，她才比較能聽得進去，否則即使是好意，但對方聽不進去也是沒有用，所以我們要學習用對方能聽進去的方式來溝通。」

看診結束前，我給了春妹阿嬤一個功課，要她每天寫下三件覺得很感恩的事，例如先生倒水給她喝，就要謝謝先生；也可以感恩身體，像是「感恩我的腳可以走、感恩我的眼睛可以看得見……」阿嬤現在都只看到鬱卒的事，沒有把注意力放在那些值得感恩的事，所以會覺得一切都很不如意。就是因為一直以來阿嬤只注意讓人不舒服的事，所以全身都不舒服，卻忽視了那麼多值得感恩的事，現在要開始改，要一直去找讓人感恩的事，讓生命充滿很多感恩，這樣全身細胞才會健康有活力。

春妹阿嬤有點懷疑的看著我：「我全身有這麼多毛病，會好嗎？」

我說：「這得要你願意做出改變，如果只是希望醫生幫你把問題處理掉，那是沒有辦法恢復健康的，醫生只能告訴你問題出在哪裡，還是得要靠你自己才能解決問題，畢竟你的身體是你的心在反應，你可以開始每天用不同的眼睛看這個世界，去看讓你感恩的人、事、物，而不是嫌來嫌去，怎麼樣都不滿意，對別人不滿意，對自己也不滿意，這樣讓別人鬱卒，自己也鬱卒，你可以慢慢來，雖然要改不容易，但是可以慢慢做。」

三個月後，春妹阿嬤的女兒回覆阿嬤的近況，阿嬤睡眠狀況改善不少，以前阿嬤心浮氣躁，胡思亂想，晚上也睡不好，學會常常感恩以後，阿嬤發現自己擁有很多，覺得自己很幸福，活得也比較自在，阿嬤還讓女兒轉告，很謝謝我們教會她感恩呢！

6 擺脫憂鬱，找回生命力

長期受憂鬱症所苦的桂月，持續接受心理諮商及精神科的藥物治療，但是都沒什麼效果。桂月對生命充滿抱怨，從父母、前夫、孩子，到一起工作的同事，她認為每個人都欺負她，她的不幸都是周遭的人所造成的結果，而她只能默默承受，既不敢說，也無人可說。

帶著這樣的心念，桂月緊抓著受害者心態不放，使得憂鬱的情況愈來愈嚴重，精神科醫師也只好不斷的加重藥劑，但長期服藥只是將情緒不斷往內擠壓，更無法釋放，惡性循環的結果，對桂月來說很是折磨。

桂月的父親是個很嚴厲的人，桂月從小只要做錯事，就會招來父親一頓打罵，但是只要趕緊認錯，表達出愧疚後悔，父親就會立刻放軟，反過來安慰桂月，甚至不需要桂月負起應負的責任，所以從小桂月就習慣用楚楚可憐的方式扮演弱者，利用父親的同情心，來躲避責任或處罰。久而久之，桂月跟他人相處應對時，就算對方有錯，也從來不敢發脾氣，即使看不慣對方的做法，也總是隱忍不說，甚至還會先數落自己的不是，透過示弱的方式，得到他人的同情與諒解。

小時候如果做錯事，趕快認錯道歉，也許很容易得到大人的原諒，甚至長輩還會好言好語的反過來安慰自己，所以長大後，很多人會習慣沿用這樣的模式，來得到他人的同情與安慰，遇到問題時，就立刻表現出內疚自責，卻在心裡抱怨和數落對方的不是，這樣一來，不但可以閃避掉懲處，別人也很難對我們做出進一步要求，但就因為一直不去正視問題，到最後連改善的機會和動力都沒有。

多年來，桂月都沒有意識到自己常常心口不一，總覺得自己是無辜又可憐的受害者，我告訴桂月，只有勇敢的去正視，並且承認自己的問題時，才能開始為自己的生命負起責任，不再怪罪他人。所有發生在自己身上的事，自己一定是參與者，桂月必須看到自己內心累積的許多憤怒，以及常常在心裡對他人的責備與謾罵，這些都表示桂月一直帶著很多負面心念，就算沒有說出來，這些心念也是有作用的。

其實無論發生什麼問題，我們只要專注在自己可以採取何種行動來改善或解決問題就好，既不用去怪罪他人，也無須自我貶低或歸咎都是自己沒有能力所造成的結果，更不必懲罰自己，認為自己不值得好好過日子。專注的觀察自己的心念和想法，看清楚自己的內心，才能改變當下生命的苦澀。若一直處在表面上自怨自艾、內心卻忿忿不平的惱怒能量裡，就很難跟周遭的人和諧相處，事業也很難成功，只有不被負面心念卡住，生命才不會被卡住。

除了調整心念外，從能量醫學的角度來看，人體其實是光的能量體，所以我們的情緒和健康受到光線的影響很大，西方醫學研究也發現，運動和晒太陽對治療憂鬱症很有幫助。太陽是最好的光能量來源，要讓自己保持心情開朗，不妨在晴朗的日子裡，多到森林、海邊等大自然空曠的地方走動，晒晒太陽，即使只有幾十分鐘，也會讓我們的心情變好。

此外，每天練習五分鐘能量運動（請參考許瑞云醫師的第三本書《哈佛醫師心能量》或《能量運動DVD》）或放幾首自己喜歡的歌曲，跟著音樂唱歌和跳舞，尤其是同時用雙手和臀部畫出「∞」的線條。這樣不僅能啟動喜悅的能量，也能順便促進能量流動，如果已經有憂鬱症狀的人，最好額外加做一天三次的頭部氣血上升法（請參考許瑞云醫師部落格關於情緒能量調整的說明）。

想了解更多

詳盡的情緒能量調整說明，請掃描 QR Code，參見許瑞云醫師部落格的文章。*https://ppt.cc/fHZFPx*

千萬不要勉強憂鬱症病人必須如何如何，可以邀請或建議他們出去走走玩玩，但用強制或脅迫的方式，只會得到反效果，因為人在心情低落的時候，往往更沒有動力出門，會想一直悶在家裡，所以如果意識到自己情緒很低落，剛開始也許要試著勉強自己出門接近大自然，如果能夠帶著感恩和祝福的心念，效果就會更明顯，像是感恩身體還能夠活動、可以自然呼吸、能聽到蟲鳴鳥叫、看到美麗的花和樹……去提醒自己生命中一直存在的那些看得到和看不到、有生命和無生命的一切存有，慢慢的讓能量流動，幫自己找回生命的動力。

7 尊重媽媽教養方式，遠離產後憂鬱症

薇菱從小課業成績就很優異，出了社會，在職場的表現更是有目共睹，三十幾歲就做到上市公司的一級主管。也因為一直把心力都放在事業上，所以雖然在適婚年齡就結了婚，卻一直沒有生小孩，直到快四十歲，才生了第一個寶寶。

一直以來薇菱就是個精明幹練的人，習慣凡事都要掌握全局，按照規劃行事，但是生了小孩之後，雖然覺得孩子很可愛，但帶孩子畢竟和在公司上班不一樣，小寶寶餓了就要吃，睏了就要睡，只要有什麼不舒服，一律都用哭泣來表達，薇菱常覺得自己招數都用盡了，寶寶卻還是哭個不停，她實在不知道怎麼辦才好。

薇菱說生完孩子後，她變得非常憂鬱，甚至幾度都很想自我了斷，她真的不知道怎麼辦才好。

我問薇菱：「你不是想有孩子嗎？為什麼生了寶寶反而不開心？」薇菱眼淚掉了下來，她說：「我覺得自己不是一個好媽媽，生產後我變得很沮喪，除了睡不好，精神也很萎靡，

還常常動不動就想哭，甚至會想著乾脆死了算了。坐完月子後回到職場，根本就無心工作，但我真的不想回家當全職媽媽，因為我實在不懂得怎麼帶孩子，我好怕自己沒有能力把孩子照顧好。」

薇菱愈說愈傷心，她真的不知道自己怎麼會變得這麼糟，一向好強的薇菱從來不輕易示弱，直到好朋友發現薇菱不對勁，擔心她再這樣下去會出事，才硬逼著她來我的門診。

我告訴薇菱：「你這是產後憂鬱症，很多女性在生產後常會有跟你一樣的症狀，特別是剖腹產或有難產情況的婦女，因為生產過程中身體經歷了很大的壓力，導致能量變得混亂不協調，造成荷爾蒙或情緒心念的不平衡，也有很多跟你一樣初為人母的新手媽媽，對帶孩子不熟悉又容易緊張，所以寶寶一有不舒服或是生了病，就會強烈自責或深感內疚。加上身旁有很多『過來人』提出各式各樣的經驗談，告訴新手媽媽這樣做才對、那樣做才好，把新手媽媽搞得動輒得咎，最後就會變得戰戰兢兢，戒慎恐懼，久而久之就容易陷入憂鬱的狀態中。」

我繼續說：「正因為你是新手媽媽，所以才要學著放鬆，因為孩子啼哭或生病，是成長的自然現象，就算不知道怎麼處理，也沒必要因此自責。重要的是讓自己保持身心平衡，不要過度緊張焦慮，寶寶才能安定。剛出生的嬰兒跟媽媽的連結，對母子來說都非常重要，所以要盡量讓寶寶和你彼此能夠看得到、摸得到、聞得到、聽得到、感受得到，這樣有助於母子雙方的平靜穩定。正因為寶寶和媽媽的能量連結很緊密，所以一旦媽媽感到不安，寶寶就會躁動，只要媽媽平穩放鬆，寶寶就會跟著平穩放鬆。」

薇菱聽了我的話，好像放下什麼重擔，表情放鬆不少，我又教了薇菱幾個產後媽媽的能量平衡法，請她回家試著練習。

以下的動作可以幫助全身各種荷爾蒙協調順暢，也有助於前後腦能量溝通，讓我們的思維可以和直覺和諧共事。

(1) 把一隻手掌的根部輕放在前額，手指朝向頭頂上方。

(2) 另一隻手的掌根貼在腦後，手指亦朝向頭頂上方。

(3) 持續按住三分鐘。

很多產婦的媽媽或婆婆，總覺得新手媽媽什麼都不懂，動不動就以過來人的身分倚老賣老，覺得自己說的一定就是對的，雖然看起來像是好心的建議，但其實總帶著強迫的意圖或貶低的意念，這樣的溝通往往帶給新手媽媽很大的困擾和壓力。長輩當然可以分享自己的經驗和心得，但切記不要強求，更不能逼迫他人非得接受自己的意見，照自己的方式去做，要尊重每個人的想法、感受都不一樣，沒有非得如何不可。

如果家中有新手媽媽，家人要多給予鼓勵和肯定，少給意見或批評，即使是出自好意，也要容許新手媽媽嘗試用自己的方式照顧孩子，畢竟每個孩子都不一樣，每個媽媽的教養方式也不盡相同，我們應該尊重每個人的選擇與做法。

8 完美主義者，小心自律神經失調

從大學開始，仲惠就經常有很強烈的不安全感和焦慮感，經常伴隨腸胃和心臟的不適感，醫生說是仲惠的自律神經出了問題。

仲惠大學讀的是夜間部，白天上班，晚上上課，總覺得壓力很大，一開始是半年內暴瘦，接著每天晚上都睡不好，連續做了半年的惡夢，然後接下來半年，每個月都來兩、三次月經，就醫後生理期回復正常，但心跳卻變得很劇烈。種種狀況讓仲惠整個人陷入恐慌焦慮，雖然目前已經好多了，可是強烈的不安和恐懼還是一直如影隨形。

仲惠說自己常被老闆罵，總覺得自己什麼都做不好，不是忘東忘西，就是因為分心而出錯，在老闆眼中，自己好像一無是處，所以老闆總是罵得很兇，每次一被罵，仲惠就更緊張，一緊張，就更容易出包，到後來連仲惠也覺得自己真的很沒用，是個很糟糕的員工。

正常的能量樣態，會呈現交叉的狀態，但仲惠的能量狀態卻是平行的，平行能量的人容易健忘，很難專注，自然常常出錯，我告訴仲惠，首先要把能量的狀態調整好，每天多做幾次提升專注力的能量運動（可參考許瑞云醫師預防及改善健忘的影片），讓能量回歸正常的交叉狀態，才不會一直處在因為能量平行而衍生的一連串惡性循環裡，此外，要記住自己絕不是一無是處，千萬不要給自己貼標籤。

仲惠的老闆是個自我要求很嚴格的人，但也因為高度自我要求，所以容易習慣性的挑剔別人，老是覺得別人沒把事情做好，加上老闆並不知道仲惠是因焦慮和壓力而讓能量出了問題，又受到不合適的管理對待，才會導致仲惠更加緊張，更常出錯。事實上，由於老闆很愛罵人，所有員工都離職了，現在公司只剩仲惠一個職員，仲惠也在想，如果自己還是整天挨罵，或許應該考慮換個環境。

我請仲惠想像老闆就站在她面前，跟老闆說：「真的很抱歉！看起來我或許像是不用心又粗心大意，但我只是很容易緊張，一緊張就六神無主，我會學習調整好我自己，但是也請

想了解更多

請掃描 QR Code 觀看許瑞云醫師「預防老年失智、改善健忘」示範影片。*https://ppt.cc/fGsh4x*

老闆友善的看著我、信任我，用鼓勵的方式對待我，這會比罵我還有用。謝謝老闆給我工作機會，你是一個很棒的老闆，而我也是很棒的員工。」

當仲惠說到「我也是很棒的員工」時，忽然抬起頭疑惑的問：「我能算是很棒的員工嗎？」我告訴仲惠：「你當然是很棒的員工，你並不是不專心或不用心，只是能量失序，加上容易緊張不安，才會一再出錯。其實你是很難得願意為公司盡心盡力的好員工，應該要看到自己的長處，不要一直貶低自己。」

我請仲惠接著跟老闆說：「我會再給你一次機會，如果你還是繼續罵人，我只好跟其他人一樣離開，何妨讓我們學習用不同的方式對待彼此。」說完後，我請仲惠看看不舒服的狀況現在怎麼樣，仲惠有點吃驚的說，原本心跳得很快，現在好像鬆開了，但仲惠還是覺得自己最大的問題，其實是一直以來隱隱約約有的那股恐懼感和不安全感。

仲惠媽媽的情緒類型，是很會操心的視覺型，老是看到孩子這裡不好、那裡不好，成天窮擔心，仲惠從小到大被媽媽耳提面命，也總是深怕自己做不好，漸漸導致仲惠常常帶著恐懼和不安，卻不知道原因是什麼。

我請仲惠在心裡告訴爸爸媽媽：「親愛的爸媽，謝謝你們生我養我，我已經大了，我把屬於你們的擔心和期待還給你們，我會活出我自己和做我自己，而不是去滿足你們的期待和要求。我並不是完美的女兒，就像你們也不是完美的父母，但你們是很棒的父母，我也是很棒的女兒，請爸爸媽媽祝福我就好。」

我們都不是完美的人，不需要做完美的孩子，也不需要成為完美的父母，只要清楚知道自己不需要當一個完美的女兒／兒子，那股恐懼不安的能量就會消失。父母的期待是屬於父母的問題，子女們不一定需要符合父母的期待。這樣每個人才可以輕鬆自在的活出自己。

仲惠因為一直背負著深層的恐懼，所以即使是日常坐車都會感覺害怕，其實是因為她帶著恐懼去搭車，所以心理上把恐懼跟搭車連結起來，認為是搭車讓她恐懼，但事實上並不是這樣。仲惠原本一直覺得自己永遠都不會好了，心跳過快、腸胃不適、夜不成眠……這些症狀一再上演，不斷加深仲惠的恐懼感，甚至讓仲惠覺得壓力大到這樣神經兮兮的自己，大概永遠也交不到男朋友。

其實仲惠並沒有生病，自然沒有什麼痊不痊癒的問題，仲惠的種種反應，都是人在緊張時自然會有的反應，並不是生病了。就像著名的實驗，每次給狗吃東西時就搖鈴，狗因為看到食物就開始流口水，日後狗狗只要聽到鈴聲，就會不由自主的流口水，就算沒有看到食物也一樣，因為鈴聲已經成為狗狗被制約的外在刺激，如同仲惠習慣帶著緊張的心念去搭車，所以坐上車就緊張起來，仲惠可以學習帶著平安的心念去搭車，慢慢的進到車裡，就會覺得平安放鬆。仲惠也可以學著禪修，試著把自己的情緒拉回來，或是練習敞心輪的能量運動，也有助於緩和心跳。

仲惠一直很在意別人的眼光，不想讓人家看到自己不好的那一面，而這樣的想法的確會讓人壓力很大。我請仲惠告訴自己：「我願意看到別人不好的一面，也願意把自己不好的一面給別人看，我可以很輕鬆誠實的做自己。」

當我們願意真實做自己，就沒什麼壓力可言，也因為我們不想永遠戴著面具，自然也要願意去接受別人不完美的那一面。我請仲惠回去之後，要持續做提升專注力的能量運動，每次上班前、開始工作前，或者覺得自己又有健忘、無法專注的問題時，就練習能量運動來調整能量。一個星期後仲惠回覆我，她之前被自己的焦慮不安搞到疲憊不已，但現在整個人舒服又放鬆。

雖然很多病人在門診結束的當下就康復了，但能否一直保持良好的狀態，就要看病人是否持續做能量運動，更重要的是有沒有好好的照顧自己的心念。有些人一遇到壓力就容易復發，但在事後至少知道方法可以調整自己，所以病人能否康復並不是醫生能夠決定，而是看病人自己是否願意改變和調整。

我在診間看過很多容易緊張，甚至導致自律神經失調的人，背後都有著自我要求完美的心念，特別是身處網路世界，很多人時常「晒恩愛」、「晒成就」，拚命展現自己認為美好的那一面，想盡辦法隱藏所謂不好的一面。但其實所謂的好和不好，都是比較而來，往往是一體兩面。

例如，某甲的薪水一下子從三萬調到四萬，他覺得很開心又有成就感，但一聽到同事有人居然從三萬調高到五萬，某甲馬上就洩了氣，認為自己很差勁；又例如Ａ太太的先生會幫忙掃地、洗碗，Ａ太太正覺得自己的先生超棒，自己是個幸福的女人時，聽到朋友說她的先生不但掃地洗碗，還包辦所有家務事，當下Ａ太太馬上覺得先生實在又懶又差勁。所以好和壞經常是比較出來的結果，只有不去攀比，才不會被那些所謂的好或壞來讓自己過不去。

9 悲傷憤怒讓肩頸痛了四十年

金燦自從當年當兵時受傷，肩頸和上背就開始疼痛，四十幾年來不知道看了多少醫生，又是推拿，又是復健，吃遍中藥和西藥，從通血路到放鬆肌肉，凡是親友鄰里介紹可以對治筋骨肌肉痠痛的各種療法，金燦幾乎都試過了，可是幾十年下來似乎沒有什麼作用，肩背的疼痛還是很強烈，最近復健師告訴金燦，如果復健了這麼久，效果還是不好，可能就只有開刀這個選擇。問題是金燦快七十歲了，家中又沒有足夠的人手可以幫忙，想到手術的風險和術後照顧的問題，金燦實在不想開刀。

看了金燦的能量，我發現他的肩背疼痛並不是當兵時受傷的後遺症，而是肩頸和背部有好多悲傷和生氣的能量卡住了，而導致這些負面能量的心念，主要都跟孩子有關。

金燦和老婆生了兩個女兒，大女兒出嫁後就很少回娘家，這些年甚至連大年初二也不曾回來，就像是斷了音訊一樣。至於小女兒雖然還沒結婚，卻在外縣市工作，一年難得回家一趟，就連金燦的老婆也總是往外跑，金燦每天回到家總是空空蕩蕩，覺得自己就像是個獨居老人。

金燦知道自己脾氣很不好，動不動就生氣，稍有什麼不順心的事，就會對孩子破口大罵，甚至動手打人，所以孩子長大能夠自主之後，自然能跑多遠就跑多遠，完全不想跟金燦多所往來。而太太雖然和金燦住在一起，但早就受不了他的火爆脾氣，自從金燦退休後，太太總是早出晚歸，盡量不要和金燦有太多互動，所以常常一天也見不到一面，金燦雖然不滿，卻也無可奈何。

我問金燦：「你爸爸是不是脾氣也很差？」他用力一拍大腿，高聲的說：「對！我爸的脾氣比我更差！」原來他父親是標準大男人主義者，一向以權威的管控方式和家人互動，家裡的每個人都得要乖乖聽從他的指令，沒人敢有什麼意見，耳濡目染下，金燦長大後也成為跟爸爸一樣威權獨裁的父親。

我請金燦跟著我一起在心裡對爸爸說：「親愛的爸爸，謝謝您辛苦賺錢養家，但從小您對我的任意打罵，讓我內心受傷又害怕，您的情緒管控很差，我也跟您一樣，因為不懂得如何處理情緒，所以也不懂得如何尊重太太和孩子，不容許她們跟我意見不同，更不懂得如何表達愛。我願意重新開始學習尊重我的太太和孩子，也願意學習如何愛她們而不是去管控她們。請爸爸祝福和支持我，給我力量。謝謝爸爸。」

對於從來沒有這樣表達過自己的金燦而言，說出這些話真的很不容易，我提醒他一定要發自內心真誠的說，只有真的有了這樣的心念，能量才會跟著改變。我在他跟父親說完話之後，請他接著跟老婆說：「親愛的老婆，謝謝你一直以來為這個家付出這麼多，也感謝你給我的愛。真的很對不起！我不懂得如何尊重你和愛你，常常亂發脾氣罵你，還不准你去做你喜歡的事，把你當成是我的奴僕，只會要求你來服侍我，真的很抱歉！請你原諒我。我願意學習尊重你的意見和自由，也會好好學習如何愛你，如果懂得愛你，你自然會比較喜歡跟我相處，不會一直想往外跑。我也願意陪你參加你喜歡的活動，讓你真正成為我的『牽手』。」

跟太太說完後，我再請金燦一樣真誠的跟孩子說：「親愛的孩子們，真的很抱歉，爸爸從來不懂得如何愛你們，只會用發脾氣和打罵的方式逼你們聽話，難怪你們長大之後只想逃得遠遠的，根本不想回家。因為回家不但只有被我罵的分，還得聽媽媽不斷抱怨有關我的事，真的辛苦和難為你們了。你們都是很棒的孩子，爸爸會學習欣賞和肯定你們的好，也會讓這個家成為你們的後盾和避風港，請你們原諒我以前不懂得如何愛你們和尊重你們，因為我也是被這樣錯誤的方式教養長大的。不過爸爸願意學習，請給我一個機會好嗎？謝謝你們，我真的很想念你們。」說到這裡，金燦眼眶含著淚，但硬是不讓眼淚掉下來，他還無法允許自己在別人面前哭泣。

我請金燦看看原本肩頸和上背的痛感有沒有好一些，只見金燦不斷晃動手臂和肩膀，一面不可置信的說自己怎麼一點都不痛了，苦惱了四十多年的疼痛，居然當下就消失，真的讓金燦又驚又喜。

我看著金燦欣喜的樣子，告訴他，因為他釋放了一直以來悲傷和生氣的心念，能量得以流動不再卡住，所以痛感消失得很快，但如果回家後又開始亂發脾氣，那麼肩頸疼痛很快就會回來，千萬要記得學習如何用愛和尊重對待家人，這樣妻子女兒才會願意靠近和相處，你自然就不會是孤單老人。

華人的傳統文化總是強調男尊女卑和父權至上，所謂一家之主的角色往往由家裡的男性扮演，這些男人習慣發號施令、管控家人，認為大家都應該順從他、服務他，凡事要以他為重。這樣的男人經常不會懂得如何尊重與愛自己的伴侶，也不知道如何去愛、如何教養孩子。也因此若女性有了工作能力，可以經濟自主時，自然會想要脫離這樣的伴侶，而孩子大到可以獨立時，也一定會想要脫離這樣的父親。

時至今日，這些從小就被教育「男性比女性優越」的男人，如果不懂得反省和改變自己，就可能認定凡事都是別人的錯，世風日下，人心不古，才會人人都想造反；另一方面也容易讓自己陷入人老了、不中用了等悲傷憤怒的情緒裡。加上東方文化認為男子有淚不輕彈，哭泣是示弱的表現，所以眼淚和傷心都要壓下來，就算被家人冷漠以待而內心受傷，渴望能夠被家人所愛，但表現出來的卻都是強硬笨拙的生氣和憤怒，結果只會讓家人躲得更遠，更不想溝通互動，家人之間的隔閡自然跟著愈來愈大。

很多人的背部膏肓，也就是肩胛骨與胸椎之間，大約第三根胸椎的位置，都有疼痛的問題，這些疼痛多數都和個人有悲傷或生氣的情緒卡住有關，但就算不同的人在相同部位有一樣的疼痛問題，每個人卡住的情緒根源也不盡相同，所以有長期慢性疼痛問題的人，仔細看看自己究竟被什麼樣的心念和情緒卡住，只要能讓心念鬆綁，情緒轉念，疼痛自然就會得到很大的改善。

10 生氣和壓力導致長期頭痛

芊琪從八年前生了老大之後，每次生理期的第二天或第三天，就會出現長達六到十二小時的嚴重頭痛，痛點有時候在左邊、有時在右邊，這一年多來，頭痛的位置又跑到中間。特別的是每次只要頭痛一發作，月經就會中斷，直到頭痛解除，月經才會再繼續。雖然看過很多醫生，但一直都找不出原因，現在每次預期月經又要來了，芊琪就開始焦慮害怕，因為頭痛欲裂真的會讓人感覺生不如死又束手無策，她不知道自己還要這樣撐多久。

芊琪有兩個小孩，兒子八歲、女兒五歲，但大家都說芊琪偏心女兒，她自己心裡也明白。芊琪從小家裡都是女孩，她是老大，底下有四個妹妹，所以沒有跟小男孩相處的經驗，加上她覺得兒子非常調皮搗蛋，教養起來格外吃力，所以芊琪一直和兒子很疏離，有時她看到先生和兒子睡在一起，父子兩人不但會互相撫背，還能親密的相擁入眠，雖然看了有點不是滋味，但她也知道自己實在沒辦法和兒子那麼親近。

除了和兒子的相處和教養問題，芊琪原本以為自己最大的壓力來源，是和前東家的官司訴訟。她婚前的公司老闆，是她當時的男朋友，但其實老闆早就已婚有小孩，芊琪是介入老闆婚姻的第三者。當了幾年小三之後，芊琪覺得不能再這樣下去，雖然前老闆口口聲聲說要離婚，最後也的確離了婚，但其實他會離婚完全是為了保護自己的財產，而不是想跟芊琪共築未來，更沒有要跟她共結連理，所以芊琪在前老闆離婚之後提出分手，沒多久就認識了新對象，展開新戀情。但沒想到前老闆對此大發雷霆，除了逼迫芊琪離職，還對她提告，官司打了好多年，即使她都已結婚生子，前老闆也沒有撤告的打算，官司纏身的芊琪，三天兩頭就要跑法院，真的讓她身心俱疲。

在能量上看到芊琪的頭痛，的確有兩個壓力來源，但比起跟前公司老闆的官司，她跟兒子的相處與疏離，反而是更大的壓力來源。芊琪潛意識裡不想接近兒子，其實兒子也能感受到來自媽媽的壓力，所以也想離媽媽遠一點。

我請芊琪想像兒子就站在眼前，請她對兒子說：「親愛的寶貝，很抱歉！媽媽沒有真正看到你，讓你很沒有安全感，真的很抱歉。你是很棒、很活潑的孩子，媽媽會祝福你，請把媽媽的問題和期待還給媽媽，這是我的功課，跟你無關，你只要做自己就好。」當芊琪開始跟兒子對話時，突然不由自主的打起嗝來，我問她平常會不會這樣，她點點頭，告訴我她不時就會瘋狂打嗝，覺得自己滿肚子都是氣，先生每次看她這樣子，就會幫忙壓壓肚子，好讓芊琪把氣吐出來。

我告訴芊琪，男孩子活潑、活動量大是很好、很正常的事，不需要幫他貼上「調皮搗蛋」的標籤，也不需要過度緊張。如果發現自己又開始焦慮緊張時，就記得把擔憂化成祝福，祝福孩子、祝福先生，並且試著放鬆腹部，打開胸，放寬心，然後對自己說：「我祝福孩子和先生就好，我不需要一看到他們就開始緊張不安。」人如果一緊張，腹部就容易繃緊，這時候就會很容易脹氣打嗝，不妨做些處理焦慮的能量運動，試著放鬆腹部，提醒自己「我很安全，我的孩子很安全」，不要一遇到事情就極度緊張或擔心。

我也請芊琪想像前老闆就站在眼前，請她告訴前老闆：「謝謝你曾給過我的愛和照顧，但是你不該公器私用，我明明知道你有婚姻，是我不該介入，我們彼此都有錯，我負起我的責任，也把你的責任還給你，我會做好我應該做的，其他的就交給律師處理，老天自有最好的安排，我尊重也接受老天的安排，我祝福你，並且會友善的看著你，請你也友善的看著我並祝福我，謝謝你！」接著，我再請芊琪對著前老闆的前妻說：「真的很抱歉傷害了你，請求你的原諒，我會祝福你，也請你祝福我。」

芊琪回去後，決定要好好改善跟兒子的關係，願意尊重孩子自己的個體性，也試著放鬆一些。幾個月後她告訴我，她跟兒子的關係明顯好轉，甚至可以說變得親密，原本總愛唱反調又難搞的小男生，現在懂事多了。而芊琪後續三次月經，除了第二次還有點輕微頭痛，其他時間頭痛都沒有發作，這幾年來每次生理期就會頭痛欲裂的問題，居然就這麼得到緩解，芊琪真的很驚訝，也萬分感謝，原來一個人的心念想法，真的對身體有這麼強大的影響。

很多人都有頭痛的問題，造成頭痛的原因很多，如果有慢性頭痛的問題，建議病人應該先就醫，做詳細的生理檢查，同時也要試著往內心探尋，看看自己對什麼人或什麼事感到「頭痛」，找出那些讓我們煩惱生氣和壓力的事，從根源去處理，一旦我們可以接受和放鬆的看待人、事、物時，頭痛問題自然就會得到緩和消解。

11 放手與祝福，讓愛交流

診間常遇到因罹患重大疾病飽受折磨而痛苦不堪的病人，這些病人的能量往往會帶著「生病了，終於可以好好休息」的心念，更甚者，如不少癌症病人，潛意識中更是懷抱著死亡動力的能量。這些病人雖然意識上想要活下來，四處求醫，希望能夠把病治好，但是潛意識裡卻覺得活著很辛苦，死了也許比較輕鬆。一旦病人在不自覺中帶著這樣的心念，就沒有任何醫生或任何人可以救得了他，除非病人自己能夠正視這個心念，並且願意做出改變，打從心裡認同「即使活著很辛苦，但也有活著的意義，或感到幸福的時刻，真心願意好好活下來」，疾病才有治癒的可能。

有些人日子過得不如意，卻又一直在同樣的循環中不斷輪迴，無論是因為個人的執著或受環境所迫，經常會讓身邊的人於心不忍，希望能幫助當事人跳脫這樣的痛苦。於是身邊的人常以「我是為你好」為理由，主動向當事人提出建議，甚至強勢要求當事人聽命照做。事實上，大多數以「我是為你好」的理由要求他人的背後，說出這句話的人，往往都有著自己看不到或不願正視的恐懼、慾求、期待等各種心念。

我們必須「尊重他人的苦」，不要刻意想著去改變任何一個人，就算是自己最親近的家人、朋友，如果他們不想做出改變，就只要尊重他們當下的狀態就好了。如果當事人沒有意願，沒有誰可以改變他，若是不尊重對方，最後經常是幫不上忙，還容易鬧得彼此不歡而散。因為當我們用強迫的方式要他人做出改變，很容易會產生衝突吵架，結果反而使我們的好意讓當事人承受更多痛苦，反而阻斷我們和對方之間愛的交流，連帶的也會讓雙方都感到無力或失去生命的動力。

因此，病人就醫後，是否能夠恢復健康，往往不是醫生能決定，而是取決於病人自己的內心。只有自己願意改變心念，才有機會改變目前的身心狀態，醫生只能協助病人找出生病的原因。至於要不要改變，是病人自己的選擇和功課，每個人只能負責自己可以負責的部分，就算是醫生也無法要求病人按照醫生的意見去做出改變。

因此，最好等到當事人主動求援時，我們再提供協助或建議，才會發揮效果，如果當事人還沒有動力或願力做出改變，我們能做到的就是「祝福」。我們可以告訴對方：「我知道你在經歷你的課題，過程可能很辛苦又不如意，我真心祝福你，如果需要我的支持或協助，我一定會與你同在。」

然而即使理智上知道生命無常，也知道生離死別是人生必經的道路，但是真正要面臨生離死別的時候，大多數人還是很難釋懷。因為和我們親近的人，彼此一定都在能量上有所交會糾纏，一旦對方離世，能量勢必有所轉變，對許多人來說，這都是不容易的事。問題在於很多時候，我們所捨不得的，未必是對方肉體的失去，而是內在想要持續被對方所愛，所以捨不得曾經擁有的這份愛。

就像有些子女在父母親離世後，一直走不出傷痛，甚至看著父母親的遺物，就難過得不能自拔，對於父母離去有強烈的執著與痛苦。有些人走不出來，是因為捨不得對父母親的愛，以及被父母親所愛的感受，但也有不少人是因為自覺父母在世時沒有盡到孝道而深感內疚，但有些人就算和父母感情很好，在送走父母之後卻依然有很多遺憾，覺得自己做得不夠多、不夠好，後悔自己當初沒能做得更多、更好。

沒有人會刻意的做得少或做不好，種種後悔懊惱的心念，都只是自己的想法。事實上多數人都已經做到當下所能做的最好程度。每個人來到世上，都有很多角色和身分，既是人子、也是人母／人父；既要工作賺錢，也要照顧家庭，就算能力再好，也很難事事做到圓滿。我們不需要用太過嚴苛的標準來看待自己，因為一個嚴以律己的人，往往也會用嚴格的標準去審視他人，多數懂得寬容自己的人，也較能對身邊的人寬容。

每個人來到世上，就好像是演一齣戲，如果過程中發生了出乎意料或不如預期的事情，就會想辦法事後彌補，萬一彌補不了，就學著讓事情過去。就好像跌倒了，想辦法再站起來就好，學著去接受自己的全部，接受自己在當下只能這樣，接受這就是自己現在所能做到的最好狀態。

生命是一場旅程，先走一步的人只是先展開另一趟長程旅行，未來都還有機會再相見。心理影響生理，一個人的心念往往左右了身體的能量，各種疾病或疼痛，都只是心念情緒巨大冰山所浮現的一角。我們只有真正觀照自己的內心，才有機會看到潛意識裡那座巨大深廣的冰山，究竟帶著什麼樣的心念或情緒，也才有機會重新調整，找到用愛融化冰山的方法，讓我們的人生旅程可以走得更自在、更輕快。

PART

4

維護心念，提升自癒力

1 善用心念的巨大能量

人類在演進過程中，由於大腦高度的進化發展，得以產生強大的「心念」活動，讓人類擁有超越其他生物的智識能力。但相對的，由於人類的大腦對於環境的人事物有高度的分辨、區別與判斷能力，自然而然會產生強烈的「自我意識」，容易以自我的感受、想法、故事、需求為出發點去考量和選擇。

在自我意識過度伸展時，就會產生許多「慾念」與「妄念」，也會造成人與人之間的關係緊張或情感糾葛。這些糾結的情緒與感受常常被深刻的記錄在我們的大腦中，持續的連結大腦與身體的神經迴路。

我們了解心念的機轉與作用，便可以運用「心念」來進行身體疾病的預防與治療，有效提升人類的身心健康，有機會為難以治癒的疾病找到緩解，甚至逆轉的可能。

如果希望發揮「心念醫學」對身體疾病的預防與治療能力，首先就要了解疾病背後的情緒能量動力以及情緒可能造成的影響。

人與人之間的能量連結，是持續且動態的過程，會因為時間、空間，或個人內在狀態，以及外在環境等變數而持續起伏變化。

以下的練習，可以讓我們試著去感受不同心念的運作，會對人體產生什麼樣截然不同的情緒能量。

(1)「祝福」心念練習

I 找一張舒適的椅子坐下，試著讓自己放鬆，保持平靜。

II 觀想一位你很在意的人，就站在你面前約兩、三公尺遠。

III 開始把祝福的心念送給對方，例如祝他平安健康、一切順利、心想事成……

IV 持續五到十秒後，試著去感覺送出祝福心念的過程，回想從開始發出心念，一直到送出祝福後，自己內在的心境有什麼樣的感受（參見下頁圖7）。

一般而言，送出祝福的心念時，多數人會感到放鬆、平和、輕快、沒有負擔，甚至還會出現歡欣喜悅的感覺。在我們送出帶有輕盈能量的「祝福心念」時，我們與觀想的對象之間，就會建立起輕盈能量的流動與連結，對方會接到我們舒服的、輕盈的、歡喜的能量連結，同時也會把輕盈祝福的流動能量再回饋到我們身上，進而強化我們的能量。

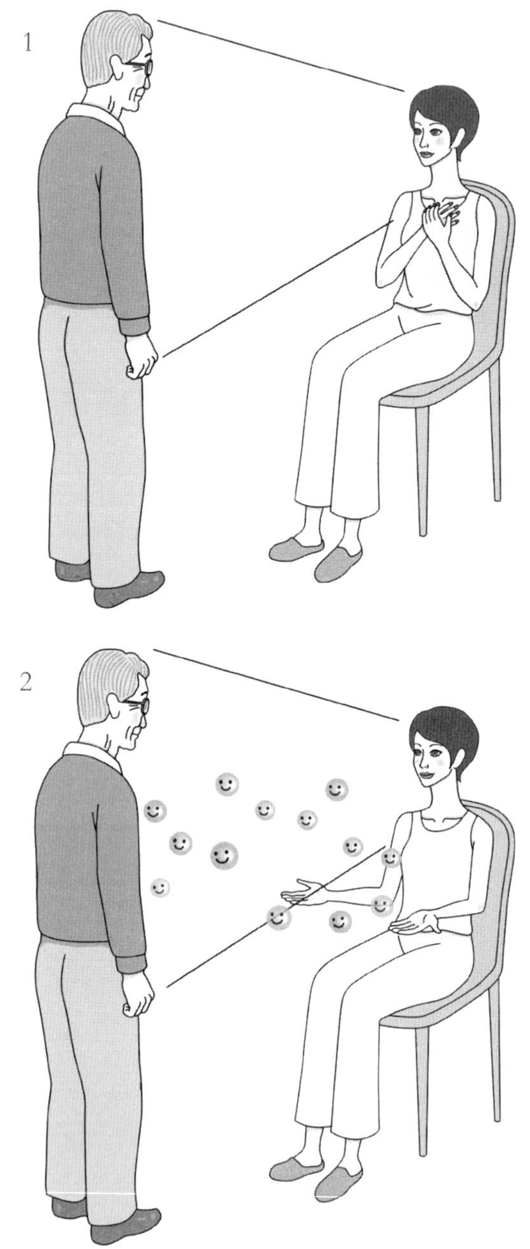

圖7 「祝福」心念練習

(2)「生氣」心念練習

I 找個舒服的位置坐下。

II 觀想一位會引動你生氣情緒的人，就站在你面前約兩、三公尺遠。

III 對觀想的對象送出「生氣」的心念，例如質問他為什麼做這麼過分的事？為什麼要對你這麼惡劣？甚至對著他破口大罵……

IV 持續五到十秒後，試著去感受送出憤怒心念的過程中，自己的身體有什麼感覺，又收到什麼樣的能量訊息。

通常送出生氣的心念時，大多數人會感受到自己身體的緊繃、壓力與沉重負擔，有些人可能還會感受到對方回送給自己的緊張、壓迫與窒悶的能量。透過這樣的練習，可以很清楚的認

想了解更多

請掃描 QR Code 觀看「生氣」心念練習動作示範影片。*https://reurl.cc/AqVOdQ*

知到我們時時產生的那些帶著情緒的念頭，正不斷的影響著我們自己以及周遭的人。

補充說明

記得做完「生氣」心念練習後，要跳出這個情緒，以免身體承受過度沉重的能量。先讓自己深呼吸幾次，然後雙手握拳舉高，再用力往下甩出，重複兩、三次（參見圖8）。

(3)「紓壓」心念練習

我們在面對環境中的人事物時，會因

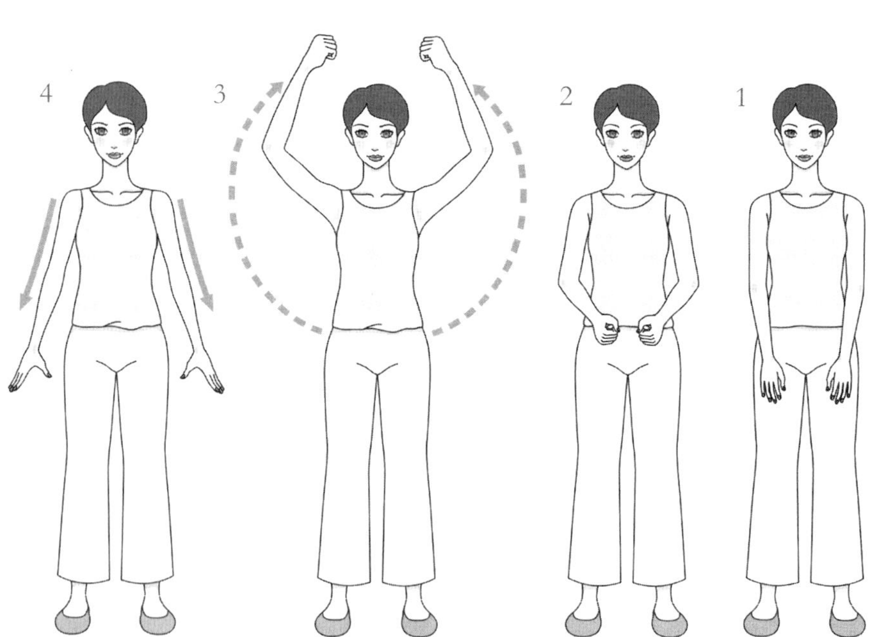

圖8　跳出生氣情緒的練習

為「在乎」程度的不同，而產生相對應的壓力，若能養成經常運動的習慣，有助於釋放壓力與放鬆身體。以下提供幾個有助「紓壓」的簡易方法：

Ⅰ 調整呼吸速度 慢慢的吸氣、慢慢的呼氣，減緩呼吸的速度，可以降低交感神經的活性，同時提升副交感神經的活躍度，進而緩和緊張焦慮，讓自己放鬆下來。練習方法如下：

i 深呼吸：只要幾個深呼吸，就會讓情緒放鬆，當感到焦慮緊張時，不妨起來走一走，伸展一下身體，然後深呼吸幾次，都有助於放鬆情緒。

ii 每分鐘呼吸六次：若每分鐘呼吸六次以上，就容易提升交感神經活性，呼吸愈快，交感神經就會愈加活躍，人會變得亢奮或焦慮；反之，如果讓呼吸速度減慢下來，交感神經的活性也會跟著降低。

一旦呼吸速度減緩至每分鐘六次左右，也就是大約每十秒完成一個吸氣與吐氣的循環時，我們的交感神經活性就會降到最低，副交感神經活性則會明顯提升，這時心跳會跟著慢下來，即使身體正在活動或有壓力的情況下，繃緊的肌肉也會得到放鬆。初學者也可練習以下的「十秒鐘呼吸法」，用計數的方式來調整呼吸速率。

iii 十秒鐘呼吸法：慢慢吸氣四秒鐘，邊吸氣邊在心裡默數一、二、三、四；接著慢慢吐氣四秒鐘，邊吐氣邊在心裡默數五、六、七、八，然後停止兩秒，同時在心中默數九、十，維持這樣的節奏，將一次呼吸循環調整為十秒，等到呼吸速率減慢到每分鐘六、七次時，副交感神經的活性就會增強，人也就會放鬆許多。

II 調整三焦、擁抱脾經 壓力、焦慮、擔憂與緊張的情緒，會影響三焦經與脾胃經絡，以下的練習可以幫助入眠、鎮定與放鬆。

i 坐姿或平躺皆可，將左手輕輕放在右側季肋部位（即右胸下方前側，也就是腹部肝臟的位置），右手握著左上臂下方，右手小指下緣置於左手肘上緣。

ii 慢慢吸氣、慢慢呼氣，一面呼吸，一面從頭頂開始放鬆，如此

想了解更多

請掃描 QR Code 觀看「紓壓」心念練習動作示範影片。*https://reurl.cc/mn83AY*

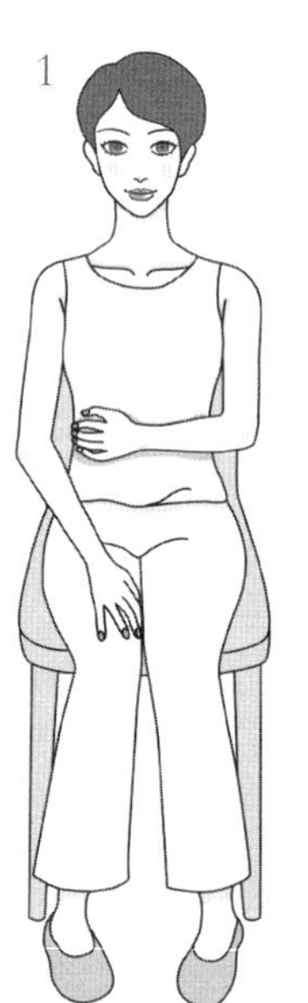

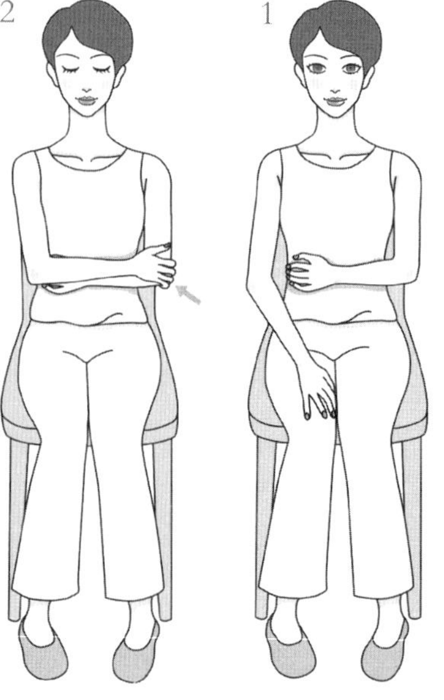

圖 9　調整三焦、擁抱脾經的練習

持續一、兩分鐘。

iii 左右手交換，把右手輕輕的放在左側季肋部位（左胸下方前側，也就是腹部脾臟的位置），左手握著右上臂下方，左手小指下緣置於右手肘上緣。

iv 慢慢吸氣、吐氣，持續一、兩分鐘。（參見上頁圖9）

這樣的能量運動，會讓亢奮的三焦經穩定下來、也能夠強化脾經的能量，讓我們更放鬆、平靜，同時幫助入眠。

(4)「安撫自己」心念練習

當我們出現害怕不安的情緒時，可用下面的方法幫助情緒穩定：

I 安定神經血管點 我們頭部有許多重要連結神經與血管能量點，包括額頭的壓

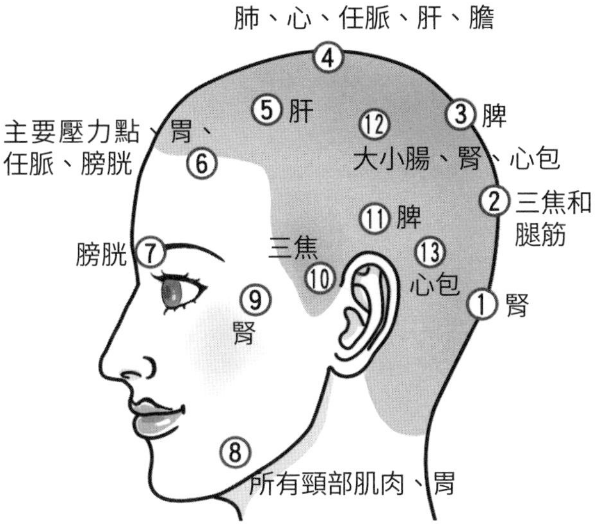

圖10　神經血管點位置

力點、胃經、膀胱經、任脈、肝經，和後腦的三焦經、心包經、腎經，還有頭頂的心經、肺經、肝經、膽經，以及頭部側面的脾經、三焦經、腎經、心包經等（參見上頁圖10）。可以不必強記這些複雜名稱，只要一個簡易的方法，就可幫助連結這些能量點，說明如下：

i **單手手掌輕置於前額**，另一手手掌輕放在後腦。

ii **緩慢的吸氣、呼氣**，大約一、兩分鐘後，我們的精神、情緒，就會穩定下來。

iii 以手指朝天的方向，**將雙手輕輕貼覆頭部側面與頭頂**，一樣維持一、兩分鐘。

想了解更多

請掃描 QR Code 觀看「安撫自己」心念練習動作示範影片。*https://reurl.cc/O1Z4My*

1　2　3

圖 11　安定神經血管點的練習

這方法可幫助快速連結各個能量點，同時幫助頭部氣血的疏通與提升。（參見上頁圖11）

II 安定太陽穴與鎖骨中間點

i 將右手的拇指、食指與中指併攏，放在右邊太陽穴位置。

ii 將左手的拇指、食指與中指併攏，放在鎖骨中間凹陷處。

iii 持續緩慢的吸氣、吐氣，持續一、兩分鐘，或者是直到感覺自己的情緒放鬆為止。

（參見圖12）

(5)「打氣」心念練習

打氣是在工作負擔較大或需要突破困難時，可以幫助自己或支持他人的一種心念，可以用來提振精神、提升專注力與意志力。首先有幾個面向是日常生活可以留意的地方，包括足夠的睡眠、充足的營養、適度的運動，都是為自己

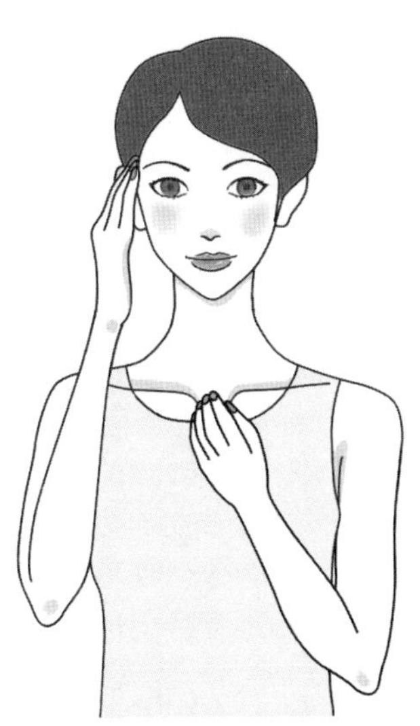

圖12　安定太陽穴與鎖骨中間點的練習

「打氣」的基本功。以下提供幾項「打氣」的練習：

I 減少及改善環境的干擾因素 這是讓我們減少能量耗損，避免容易疲累的方式之一。例如，讓自己身處在安靜的環境裡，或是避免吵雜，減少噪音，也可將手機調為靜音，如果可以的話，不妨關掉手機。

II 提升專注力 可以透過以下「專注當下」與「正念行走」兩個練習，來提升專注力。

i 專注當下：我們常常會被自己的許多念頭干擾，尤其壓力大的時候更容易產生各種雜念，過多的念頭會讓我們無法專注在需要專注的事情上，使得工作效率下降。

「專注當下」的練習讓我們專注在「當下的時間點」、把焦點放在「這個時刻、現在的時間、現在的位置、現在的環境」，把過去的、記憶中的事情與想法全部放下，就停在此刻、停在當下、停在這個時間點。

放下對未來的期待、擔心、想法、念頭，就停在這裡、這個地點、這個環境，聚焦在現在的自己、現在的身體、現在的呼吸，以及現在吸氣、吐氣時經過鼻孔的空氣氣流。只要每天在晚上睡覺前或早上起床後，撥出十分鐘練習就可以，經由反覆練習就會讓自己愈來愈容易回到現在、回到當下，讓自己能夠更專注的完成工作或任務。

ii **正念行走：**行走時將專注力放在腳底，讓我們更加專注，也更有能量克服困難。最容易的練習方法是直接赤腳走在草地或泥土地上，這就是「接地」。如果住在都市高樓等不便接近草地的地方，也可用專注在腳底的走路方式替代，說明如下（參見下頁圖13）：

a **找個安全且可來回行走十步以上的地方**，能打赤腳最好，也可以穿鞋練習。

b **走的時候，要慢慢的一步一步往前進**，讓腳接地，緩緩的踩在地面上，專心的感受腳跟、腳底、腳趾觸踏到地面的感覺，留意地面是軟軟的、還是硬硬的，把心思完全放在腳底板上。

c **轉彎時，也要聚焦在腳底接觸地面的感覺**，慢慢的轉、緩緩的踩出每一步，再慢慢的走回來。如果專注力跑掉，就再把專注力抓回來。

d **練習時要慢慢的吸氣、慢慢的呼氣**，如果時間許可，可以來回幾次，直到覺得平靜

想了解更多

請掃描 QR Code 觀看「正念行走」心念練習動作示範影片。*https://reurl.cc/AqVOvY*

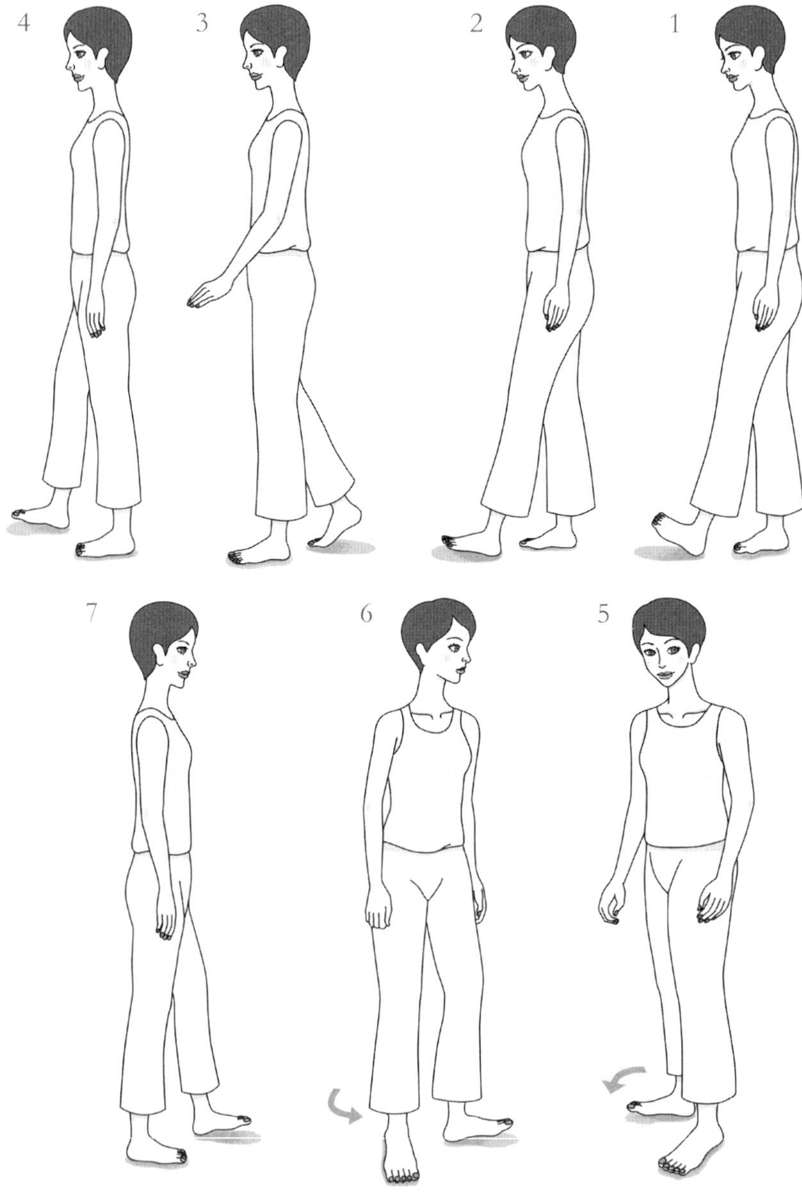

圖 13　正念行走的練習

下來，沒有太多思緒為止。

這樣的練習，可以幫助接地，安撫情緒，讓浮動的情緒和累積在腦部的能量，往下沉降到腳部，也有助於修復疲累、恢復精神。

除了提升專注力，也有方法幫助我們提升意志力，前提是我們對自己的目標有強烈的動機與足夠的動力。而目標的動機所在，往往需要有必須或非努力達成不可的信念。例如，我們想通過一個重要考試，或完成一項重要任務。

如果覺得自信心不足，除了必須更努力，還可經由右腦的刺激，改變潛意識、增強信心。我們可以這麼做（參見圖14）：

a 抬起右手，用食指、中指、無名指，沿著

想了解更多

請掃描 QR Code 觀看「打氣」心念練習動作示範影片。

https://reurl.cc/AqVOmj

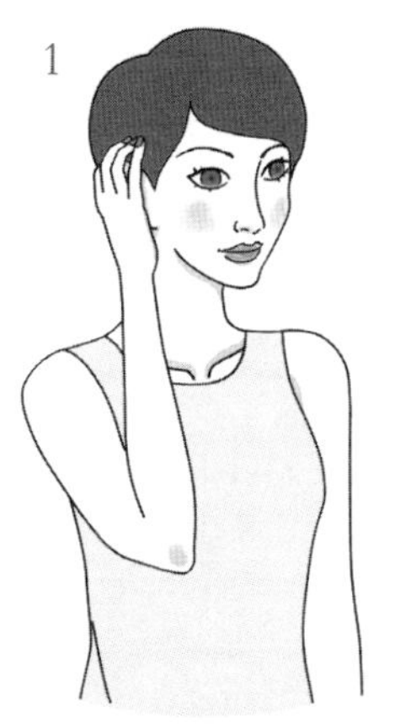

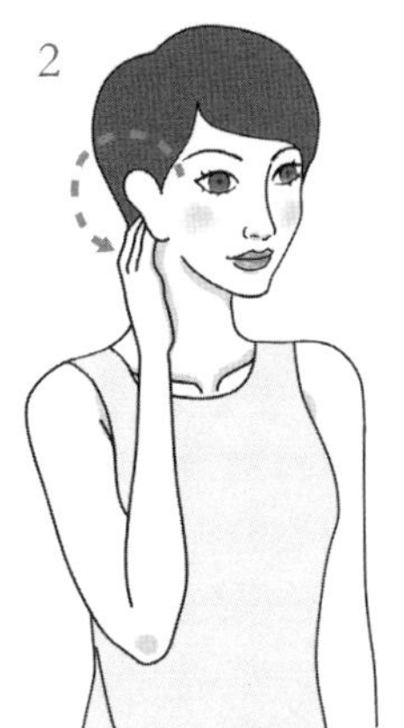

圖 14　刺激右腦的練習

右耳前方、上方及後方等三焦經所在的位置輕輕敲擊。

b 以正面表述的說法告訴自己：「我會通過這個考試、我會完成這個任務。」經由潛意識的改變，增強潛意識的信念，進而提升我們想完成事情的動力及信心。

(6)「釋放悲傷、心痛」心念練習

當我們遇到很難過、很悲傷的事情時，如果可以的話，不妨好好的大哭一場，把悲傷的眼淚與情緒都釋放出來，情緒自然會逐漸平復。

很多時候，人會一直處在悲傷狀態中，多數是因為一再回想悲傷事件的發生過程，陷入悲傷故事的迴圈。這狀況常發生在失去很在乎的親人時，原本每天見面，互動頻繁，如今卻不在了，很容易讓人睹物思人，這時以下觀念及能量運動也許可以幫助我們度過，說明如下：

I 認知「每個人必然都會死亡」 人生是一趟體驗、學習與成長的旅程。有生，就會有滅，我們有物質形體的出生，就會有形體的消滅死亡。所有的人事物都會有消失的時候，一切都不是永恆的。縱然物質有生滅，能量卻沒有生滅，了解人類身體短暫的數十年生命，對照能量體的永恆與不生不滅，有助於放下悲傷的情緒。

II 調整心經　心痛、心碎、痛心的經驗，能量會卡在心經的位置。心經的位置就在腋下沿著手臂的內側到小指指尖的地方。疏通心經的動作如下：

i 可以把右手放在胸前心窩處，也就是心臟的位置。

ii 抬起左手，慢慢吸氣。

iii 吐氣時觀想心痛的感受，想像心痛

圖 15　調整心經的練習

想了解更多

請掃描 QR Code 觀看「釋放悲傷、心痛」心念練習動作示範影片。*https://reurl.cc/8GEpg7*

的能量順著左側腋下，沿著手臂內側往左手的小指指尖流出去。

iv 再一次吸氣、吐氣時，讓能量由腋下沿著手臂內側往左手的小指指尖流出去。

v 重複做幾次，然後換手，把左手放在胸前心窩處。

vi 抬起右手，慢慢吸氣。

vii 吐氣時觀想心痛的感受，想像心痛的能量順著右側腋下，沿著手臂內側往右手的小指指尖流出去（參見上頁圖15）。

以上動作重複做幾次，我們卡在心窩的能量，就能流動、恢復，讓心經的能量找回平衡。

III 九心喜悅能量運動　這是奇經八脈調整法，可啟動陰蹻脈的一種方法。在我們遇到極度悲傷難過的事情，我們與人連結的陰蹻脈可能會阻塞，讓我們失去喜悅與生活的動力。以下這個動作練習，有助於拓展喜悅能量（參見下頁圖16）。

請掃描 QR Code 觀看「九心喜悅」能量運動示範影片。*https://reurl.cc/5ljpmn*

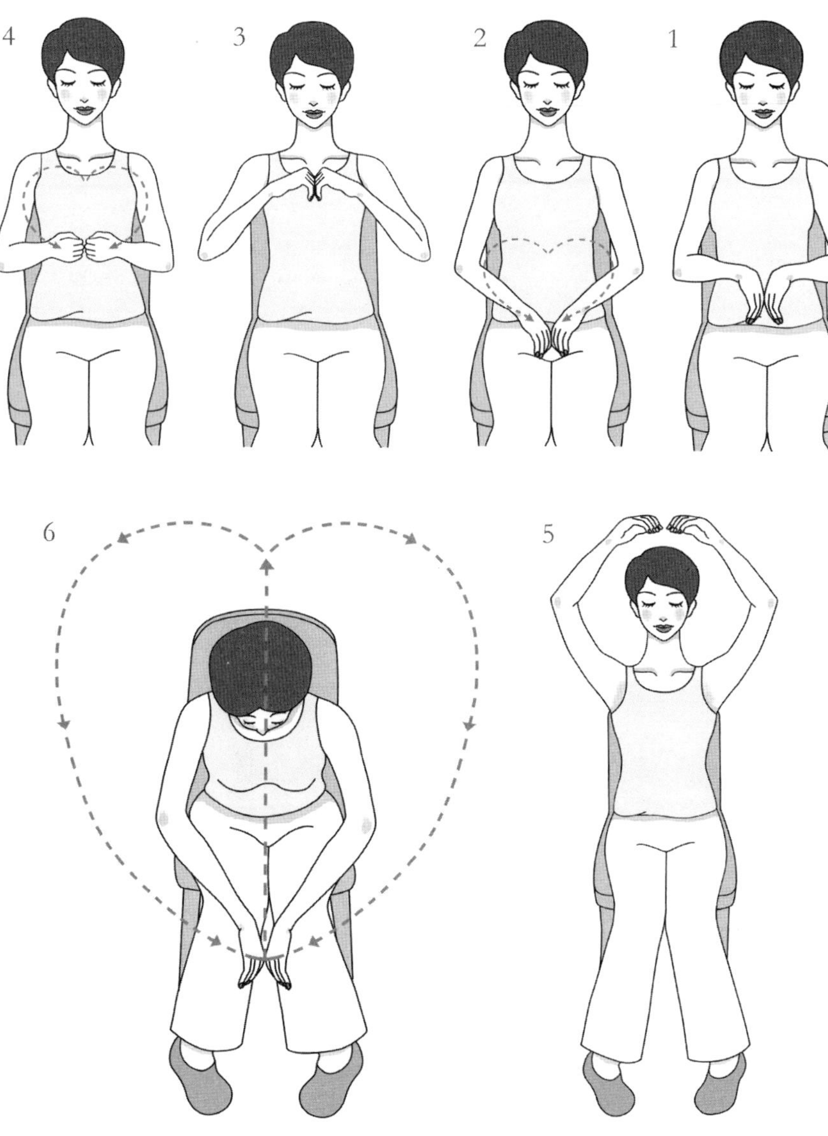

圖 16　九心喜悅能量運動

i 慢慢吸氣與吐氣。

ii 兩手沿臉部邊緣畫三個心形，接著在胸部畫三個心形，然後在腹部畫三個心形。

iii 畫完九個心形之後，也可以繼續再把兩手伸長，沿著身體畫出全身範圍的三個心形。

九心或十二心喜悅能量運動可以連續做幾次，有助疏通陰蹻脈，打開與人的連結能量。

「釋放悲傷、心痛」心念練習能簡易又有效的幫我們釋放悲傷能量，走出內心創傷陰霾。

2 覺察自己的心念

要懂得運用心念的巨大能量，首先要學會「覺察」心念的運作，至於要覺察心念如何運作，就要先理解人體大腦的運作過程。

面對周遭環境不同的人、事、物，大腦的運作有很複雜的過程，其中有三個重要層面，第一步是「認知」，其次是形成「想法」，最後則是產生「情緒」。也就是說，大腦會先認知到周遭的人事物，進而產生想法，最後隨著想法賦予這些人事物不同的情緒設定。

舉例來說，當我們看到一個曾經讓我們很生氣的人時，大腦會先跳出我們對這個人過去的「認知」，意識到這是一個曾經讓我們很生氣的人；接著，我們會想起過去這個人所做的那些讓我們覺得氣惱的事情，包括事件發生的細節與過程，這些過程就會讓我們對這個人產生某些「想法」；有了特定的想法後，我們就容易依循想法的設定，而對該項人事物產生相應的「情緒」。

「覺知」是「覺察」與「認知」的綜合過程，在認知產生之前，我們可以覺察來自眼、耳、鼻、舌、皮膚等感官所接收到的訊息，以及進入大腦後形成的各種意義，即所謂的心念，這個過程也是內觀或禪修時很重要的一環，讓我們看清並洞察人類的大腦如何運作。

當我們有了「覺知」之後，就要學習如何不受影響，不去在乎這些數不勝數、一個接著一個浮現的念頭。人一旦開始學習覺知各種念頭的升起過程，會發現自己很容易進入自己所在意的事件情節中，但學習「覺知」要看到的，除了我們所在意的是什麼事情、容易進入什麼樣的故事之外，更要進一步學習回到個人的覺知中心，去了解自己為什麼在意，或是特別容易產生負面情緒的根源為何，進而慢慢的做到不受影響、不去在乎，這就是提升心念覺知能力，並且不斷反思智慧的重要概念與方法。

3「靜心覺察」與練習

以下介紹提升個人「覺察力」的幾個要點，以及簡易版與進階版的「靜心與覺察」練習：

(1) 首先要了解心念運作的**認知、想法、情緒**三步驟。

(2) **日常生活運用：**留意每當「情緒」升起時，當下「人事物」的情境為何，並留意與情緒產生連結的「想法」是什麼。大多數情況下，情緒的升起與外在環境有關，但也可能是因為回想到特定的記憶而產生情緒。

(3) **簡易「靜心與覺察」心念練習：**每天撥一點時間練習，只要是可以放鬆的空檔，像是早上起床或晚上睡覺前，即使只有五分鐘或十分鐘都可以。

I **選擇環境** 找個能放鬆、安全的地點，靜靜的坐著，輕輕闔上眼睛，慢慢的呼吸。

II **調身** 覺察自己的身體，調整坐姿，輕輕轉動身體，讓自己感覺舒服放鬆。

i 慢慢吸氣、吐氣，待呼吸速度慢下來後，人就會跟著放鬆。

ii 依序將注意力放到頭部、頸部、肩膀、背部、腰部、大腿、小腿等位置一一放鬆。

iii 如果某個部位特別緊繃，可以把專注力放在那個位置，輕輕轉動身體，幫助鬆開緊繃的部位。

iv 容易感到壓力或焦慮的人，頭部肩頸通常比較緊繃，這時可以將頸部輕輕轉動到右側，然後再轉到左側，接著慢慢前彎、後仰、側彎。

v 肩膀部位則可以將肩關節往前、往後，柔和的轉動。

依序放鬆身體各個部位之後，身體各處傳入大腦的疼痛、緊繃以及疲累等干擾訊息就會減少，人就會比較容易放鬆下來。

（參見圖17）

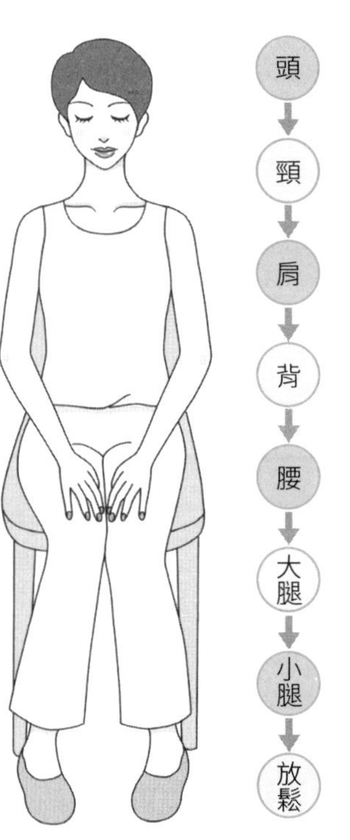

圖 17　依序放鬆身體各部位

IV 覺察練習 在身體放鬆、心情平靜後，因為疲累緊繃或焦慮壓力帶來的雜訊減少了，我們會感覺頭腦變得清明舒服，這時就比較容易去感受、覺察念頭的升起與浮動。在覺察練習時，一旦意識到念頭升起的瞬間，例如想到有什麼事要去做、什麼事該做還沒做，或是記起特別有壓力的事，不妨快速把事情記下來，然後再回到專注與覺察的步驟，平日也可養成習慣，把重要待辦事項記下來，覺察練習時較不會被雜念干擾。

V 日常生活運用 日常生活中，我們會接觸到許多人、事、物，出現各種我們想要或被要求必須達成的任務，這些事務經常具有急迫性或有期限，容易讓我們產生許多念頭、想法，甚至造成心情起伏。一旦出現焦慮的感覺時，就練習「靜心、專注、覺察」，放慢呼吸、放鬆身體，提醒自己回到身體中心，看著念頭與情緒升起，並全然接受與理解，這樣，焦慮的感覺很快就會消失不見，身體也會進入平和、專注、更有效率的工作模式。

想了解更多

請掃描 QR Code 觀看簡易「靜心與覺察」心念練習動作示範影片。*https://youtu.be/vKjpGiuuH0s*

(4)進階「靜心與覺察」心念練習：進階練習需要較長的時間，最好選在沒有工作壓力或休假的時候，許多禪修活動，都至少需要三到十天，甚至更長的時間，並且是在禁語、禁用手機的環境中進行，為的就是讓學習者放下手邊工作、雜事，避開各種干擾。包括台灣、美國、日本、歐洲等世界各國，都有許多很不錯的禪修道場，有興趣的人可以詢問有禪修經驗的學習者。

其實平常在家裡，我們也可以自己建立適合的時間與環境，只要避開極度疲累、驚愕，或是吃得太飽的時候，找一個安全又能夠降低干擾的時刻，例如晚上洗完澡後，換上輕便保暖的衣服，以三十至六十分鐘為一個單位，即可進行下列練習：

- **選擇環境** 找個安全而讓自己感覺放鬆的地點，靜靜的坐著，輕輕闔上眼睛，慢慢的呼吸。（參見圖18）

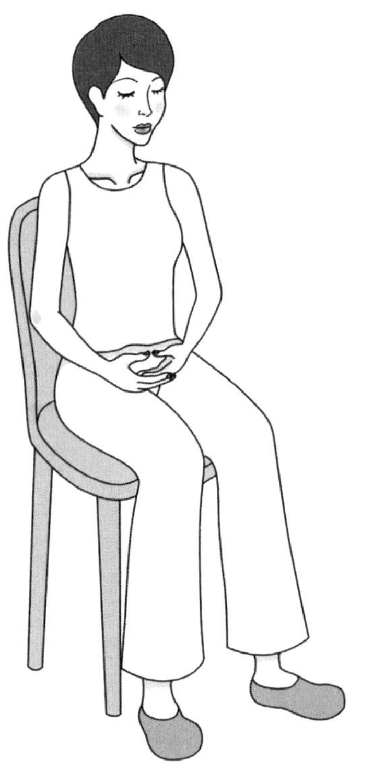

圖 18　閉眼靜靜的坐著

II 調身 覺察自己的身體，調整坐姿，輕輕轉動身體，讓自己感覺舒服放鬆。

III 調息與專注

i 試著將注意力放在鼻頭下方靠近人中的位置，去感覺吸氣與吐氣的氣流以及腹部的起伏。（參見圖19）

ii 從神經醫學的角度來看，任何體表有感覺的位置，都與大腦有神經路徑連結，因此不妨選擇一個自己較容易專注的身體部位，或以循環數數一、二、一、二的方式

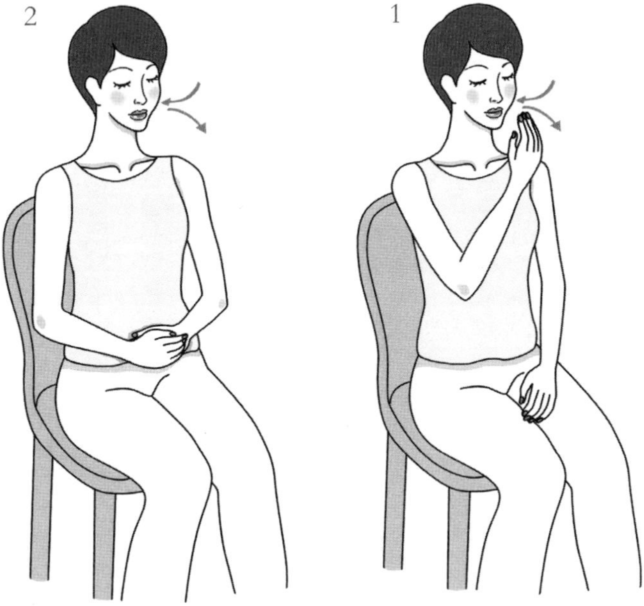

2

1

圖 19　調息與專注

讓自己專注。

iii 當我們需要專注時，常會受到外在環境訊息或是內在念頭升起的「雜訊」所影響，這時可以將專注力放在身體的特定部位，雜訊就會減少。

iv 一旦受到干擾影響專注時，記得隨時拉回身體專注的點上。這是很重要的基礎，有些人可能需要較長的時間練習，但練習久了，就比較容易做到。

IV 靜

把專注力放在身體的某個位置，試著放空自己去感受身體與環境之間「靜」的感覺。身體感官往往是被動接受視覺影像、聽覺聲音、嗅覺味道、外在觸覺等環境訊息，而大腦可以控制調整我們對於環境訊息的接受與否或接收程度，所以才會有所謂視而不見、聽而不聞、觸而不覺的說法。

在神經醫學裡，眼、耳、鼻、舌、皮膚五官的感覺，都有一定的神經傳導路徑，進入大腦後再加以認知、分辨、比對、感受、詮釋。對於這些感官訊息，大腦可以加以放大，也可以忽略或減少訊息的接收程度，就算接收了也未必要受訊息影響。

在練習「靜」的過程中，如果有許多念頭升起，就先回到「調息與專注」的步驟，等待心靜下來後，再重新進行「靜」的步驟。

V 定

只有進入「靜」的連續狀態，才能來到「定」的境界。但「定」的境界有許多層次。建議尋求好的老師指導，再進一步學習。如果能進入「靜」的狀態，再加上「覺」的功夫，對於心境平穩與身體健康，會有很大的幫助。

VI 覺

在此指的是「意念的覺」。當人的心境平穩時，可以覺知身體內部以及周圍環境的訊息。身體通常仰賴眼、耳、鼻、舌、皮膚五種感官去接收外界訊息，在心境平穩時，所有感知系統可以同時互相連結，覺知能力會大幅提升，讓身體內外的環境合一，這時就算是細微的念頭或情緒浮動，都可以察覺得到。許多想法的浮動、念頭的升起、情緒的糾結與起伏，最重要、最有用的對治方法就是「覺」的功夫。

學習去覺察、覺知想法的升起與內心情緒的波動，有助於緩和情緒帶給身體的衝擊，以及後續神經迴路的連結與建立。只要內心不去抗拒，在看到念頭與情緒產生的時候，容許並接受它們，這時情緒能量的連結通常可以在一、兩分鐘之內就緩和下來，情緒記憶的強度也會跟著弱化，最終讓情緒與身體的串連可能導致持續損傷身體的威力，也跟著減少許多。

VII 觀

在覺察身體內外的訊息時，可以去觀看訊息背後的意義。一旦覺察到念頭與情緒有所浮動時，就試著回到個人的覺知中心，去觀看、了解念頭浮動背後的影響因素，找出我們為什麼在意，或是為什麼會有負面情緒產生。我們只會對在意的人事物，才容易產生情緒起伏，當我們了解浮動的念頭或有情緒的想法為什麼出現，並試著找出背後的原因，透過觀的過程，去看看自己的反應，並試著從不同角度去觀察，找出不同的答案，內心的智慧就會跟著一步一步提升。同樣的問題，在智慧提升之後，對我們的影響就會逐漸減少，直到完全不受影響為止。

「觀」的能力養成，在於「看到」種種想法與情緒背後的緣由，以及人事物之間的相處智慧。靜心狀態下的「觀」，往往比多數「反思」的效果還好，因為在「觀」的過程中，反思只是其中一部分的步驟與概念。

VIII 智慧

在靜心與覺察的練習過程中，我們會逐漸的覺知到各種想法、念頭或情緒的浮動與升起其背後的因緣，看到自己的角色位置，以及我們與人事物之間的連結。每個人都有過這樣的體驗：在某個時間點，因為某個人的一句話，導致我們產生一股憤怒的情緒，但是當下我們沒有將那股怒氣表達出來，事後怒氣轉變為強烈的悲傷情緒，而這股強烈的情緒能量就在我們的身體裡持續擴散，縱使我們刻意想要忽略或忘記，或有時候看似已經遺忘，但這些塵封在潛意識裡，帶著強力壓抑的情緒記憶所建立起來的神經迴路，會一直在身體裡運作，影響我們的健康。

當我們能夠覺察、面對、接受這個事件的過程，甚至感恩事件的因緣所帶給我們的學習與成長時，這個事件就會逐漸的不再影響我們，我們對於許多事情的觀點、包容性，或是自我內在智慧，也會逐漸的提升。（參見下頁圖20）

IX 人類的學習與心念的運作

我們出生後，在原生家庭與父母親、兄弟姊妹之間學習；然後進入學校接受教育，和師長同學一起學習；等到出社會工作後，與長官同儕共事往來，一點一點塑造個人特質，並且形成對周遭環境的看法與好惡。透過人與人之間的互動，個人會一再區分深化許多關於「我」的念頭，如：我的名字、我的名次、我的薪資、我的職務、我的壓力、我的快樂、我的難過、我的悲傷、我的痛苦、我的負擔等各種面向，無一不是從「我」的角度出發，從中感受與經歷各式各樣帶著情緒的記憶過程，並且一再刻劃出「我的角色」。

人類大腦的高度進化，思維能力雖然超越了地球上多數的生物，但情緒的原始本能卻仍然與多數生物相同。情緒基本上是建立在「我」的感受下才有的反應過程，而「我」的感受，是透過從小的經驗與學習過程的記憶，一點一滴形塑出來的看法與好惡。個人對於「我」的意識愈強烈，焦慮與壓力反應往往也會跟著愈強烈，人與人之間的情緒能

想了解更多

請掃描 QR Code 觀看進階「靜心與覺察」心念練習動作示範影片。*https://reurl.cc/yZdM2M*

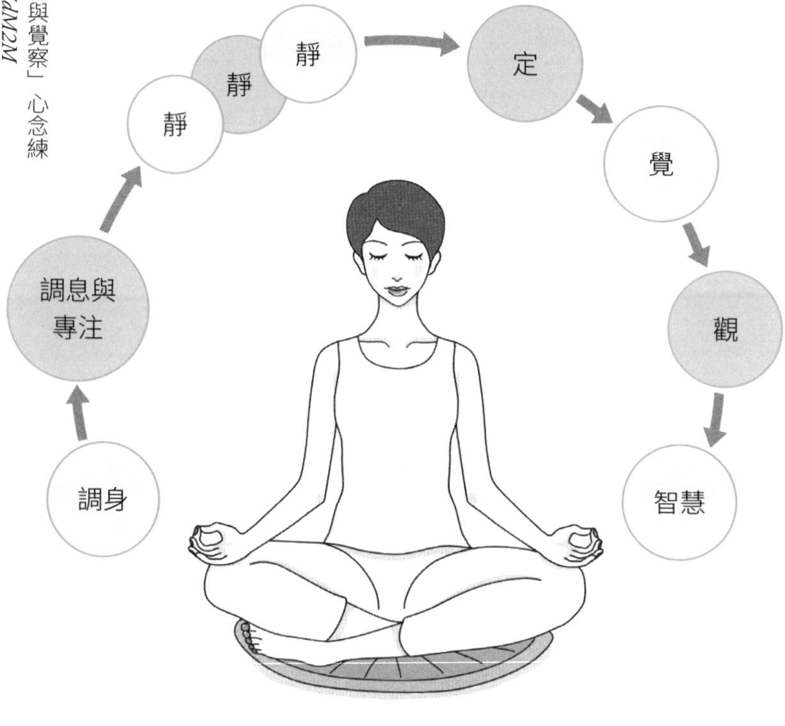

圖 20　進階「靜心與覺察」練習

量也會愈巨大。其實人生中有許多事，都沒有對錯，都只是因緣下，人與人、人與事之間互動的記憶，說起來也就是「我」的心念所造就的「緣影」。

本章介紹的練習，對於心念的平穩有很大的幫助，穩定的心念就如同大海，即使偶有漣漪、波浪，大海的中心仍然穩定包容、如如不動。

4 照顧心念的方法

多數人總是每分每秒都有林林總總的念頭不斷浮現。當大腦愈活躍，浮現的念頭與情緒就會愈多，但過多的念頭與情緒，會對身體帶來負擔，甚至造成損傷。因此試著減少過多過雜的念頭，就是減少身體內部損傷的機會。

許多因素都會使得腦部格外活躍，例如當我們感到焦慮、憂心，或是喝了含有咖啡因的飲料後，大腦就容易變得活躍起來，對於周遭環境也會格外敏感，容易去在意周遭的人事物，一旦我們愈在乎，就愈會引起情緒反應，念頭自然也跟著愈來愈多。

以下提供幾種維持心念健康的方法，說明如下：

(1) 減少過度浮動的念頭

I 專注當下　我們的雜念很多時候是來自於近期發生的事件，或是對未來產生的憂心，而發生的已經過去，未來的未必會來，只有當下、此刻、現在才是我們需要好好面對的，因此學習專注當下，可以有效減少那些對過去執著或對未來不確定所衍生的念頭。

II 覺察焦慮、壓力背後的原因　去觀察並找出會讓我們產生焦慮或感到有壓力的人事物，某些人事物之所以會讓我們有壓力，往往是因為我們非常在乎，因此一旦發現自己又處於焦慮或壓力的狀態時，不妨透過覺察，去找出自己在乎的點，然後試著降低在乎的程度，有助於降低壓力與焦慮。

III 學習對待人事物的智慧　無論是人與人或者人與事物之間，如果有「一體」的觀念，把「自我」放得低一些，往往就能減少許多壓力與焦慮，而要養成這種對待人事物的智慧，需要學習、體驗與領悟。

很多時候，我們許多的念頭或想法，都是從「我」的角度去看外在環境的人事物。雖然無論透過「小我」的視角，或是以「大我」的廣角看出去，觀點都沒有對錯，但看到的景觀卻會有截然不同的視野，愈是成熟有智慧的人，就愈懂得用更寬廣的角度去看待一切人事物，因而可以不輕易受外在環境影響，引動太多念頭與情緒，進而損傷了身體。

IV 歸零 一旦我們能夠用更廣的視角去看待世界，內心浮動的念頭與雜念自然會減少。除了用更寬廣的角度看世界，我們還可以學著把情緒與浮動的念頭「歸零」。

「歸零」指的是讓人進入「零念頭」的心境層次。抽象的說，是一種空無的、沒有雜訊的境界，這就好比電腦重新開機一樣，我們也可以重新設定（reset）大腦，不讓大腦受到過去儲存的記憶所影響，禪修或內觀的學習過程，有助於達到「歸零」的境界。在此提供一個以神經醫學的角度，簡單的「歸零」練習方法：

i 觀想面前有一個大水缸，或是一個超大螢幕。

ii 一旦覺察到自己出現念頭時，就想像自己把那個念頭用一個大水泡套起來，讓這個念頭從水缸的底部，慢慢浮出水面，直到泡泡消失。

iii 如果有十個念頭出現，那就觀想有十個大水泡從大水缸的底部逐漸浮出水面。

持續專注在這個過程中，保持覺察，看著念頭的出現與消失，慢慢的就會發現，念頭好像逐漸減少，到最後幾乎沒有念頭再冒出來，讓自己到達零念頭的「歸零」心境。不妨每天撥出三十分鐘來做「歸零」練習，有助於提升個人專注力、減少雜念、維持心情穩定。過多的情緒起伏或持續不斷的壓力，都會觸動身體內部的改變，影響身體健康。當我們情緒愈平和，身體的損傷就愈少，健康維護的效果就愈好，所以每天撥一點時間，散步也好、靜坐也好、打打太極也好，放鬆自己、放空自己，對身體健康會有很大的幫助。

(2) 飲食注意事項

我們的身體與周圍的環境、生態，包括動物、植物、微生物，是一種「共生」關係，其中當然包括我們每日攝取的食物。我們所吃的食物，一旦被消化吸收，就會變成我們的一部分，食物本身所殘留的雜質、荷爾蒙、污染物或化學添加物，乃至於有情眾生的情緒能量，都會在我們體內停留一段時間，影響我們的身體，而這些殘留物質或能量有時甚至很難排出。

食材的選擇，有賴於個人的篩選，如果要減少身體的負擔，建議盡量選擇純天然、少加工、少污染的食材。蔬食優點多，對身體的負擔比起大量肉食要少了很多，對心臟血管的穩定也有益處。但是無蛋奶的完全素食者，應留意血液中維生素 B_{12} 的濃度，缺乏維生素 B_{12} 對身體的損傷很大，包括神經系統、造血系統都可能受到影響，因此完全素食者可以考慮藉由保健食品定期適量補充維生素 B_{12}。

人類每日所需的營養往往取自其他的生物，我們應該感恩這些生物提供我們充足的營養。

(3) 慎選互動往來的人事物

與什麼樣的人事物互動往來，對我們的健康有很大的影響。除非是獨居在深山的修行人，自給自足、遺世獨立，否則我們每天都得面對周圍的人事物。而這些人事物往往會對我們的人生產生巨大的影響。

基本上，絕大多數的人事物，本身都沒有好壞、對錯，充其量只是不同的人，用不同的角度，產生不同的看法、喜好，進而選擇認同與否。我們是否會受到特定人事物的影響，也是根據自己本有的看法與喜好來加以反應。一旦情緒被引動，表示我們「在乎」，而「在乎」本身並沒有對錯，只是感官在接收訊息後，內在產生了想法與念頭，讓我們對這些人事物有了喜歡、不喜歡、擔心、生氣、抗拒……等各式各樣的情緒反應。

「在乎」本來就是人與人、人與動物，或人與事物之間相處互動後，自然而然會有的反應，相處時間愈久，情感連結愈深，在乎的程度就會愈大，像是親子、伴侶、家人、老友，或是工作多年的單位、具有紀念意義的物品，互動時間愈久遠，往往讓人愈在乎。

影響健康的要素，還有一個重要層面，是我們與社群的互動連結，包括家人、朋友、同事等周遭的人事物。每個人都有自己的特質與不同的學習歷程，我們也會在人群中學習與成長，如果經常和情緒浮躁、喜歡說三道四的人在一起，自然較容易受到影響，至於是否受到影響，還是取決於自己的心念。

一個人的情緒、反應、學習，終究要由自己決定、自己負責。人與人的相聚都是因緣，而是否接受，則是自己可以選擇的。我們可以選擇接觸善良、有愛心、有智慧的人，讓自己提升善緣，增進學習，或者盡量減少接觸情緒不穩、自私自利的人，減少我們的雜念與壓力，當然也可以試著去幫助他們，重要的是，這一趟人生旅程，我們要為自己創造什麼樣的體驗、學習與成長。

(4) 閱讀及人際關係對心念的影響

閱讀書籍除了是很好的休閒娛樂，好的書籍可以讓我們更有效的學習別人所學到的、領會到的知識與智慧。在診間，我常會跟病人分享好書，做為病人回家的功課，因為解決疾病的痛苦，也許就診當下會產生立即改善的效果，但是效果能否持續，或者減少復發的機率，就需要病人持續學習該學習的功課，而好的書籍往往是學習成長的重要來源。

此外，適度的接觸人群，能夠讓我們學習別人的優點、理解不同的看法，也常能夠讓我們體驗到對人的包容與愛心。無論是靜態的閱讀好書，或動態的與人群接觸，都是有助於我們的心念成熟、智慧提升的好方法。

(5) 身體健康的維護與疾病的預防

造成身體疾病發生的重要機轉，在於體內的維護系統未能正常運作，導致包括神經系統、免疫系統或內分泌系統的失能，無法修復或維持身體穩定的機能，使得身體產生血管硬化，甚至出現腫瘤等異常變化，而這些變化常常是在能量層面持續長時間的不穩定，才使得身體細胞與器官等物質層面跟著出現異化。

以下就神經系統、心血管疾病及免疫系統的預防，提供一些建議：

I 預防神經系統疾病　神經系統疾病的發生，就像身體的總管失能，會引起重大亂象，輕則肢體偏癱，重則精神行為失控，甚或失去生命。神經系統的穩定是我們身體最大的資本，維護神經系統的要點包括想法、念頭、情緒的穩定，減少雜念與激烈的情緒起伏，盡可能保持心境平和。心念愈平和、情緒愈穩定，神經網路的訊息與身體能量的連結就愈完整，身體的自癒能力就愈好，愈能夠恢復健康。

■ 整個神經系統是由大腦、脊髓、自主神經、腸道神經、傳出與傳入神經迴路等形成一個複雜而相互支援與聯繫的巨大網路，同時連結我們的內分泌系統與免疫系統。心念與情緒愈是穩定，身體神經網路的協調、聯繫就愈穩定，內分泌系統的調節功能及免疫系統的防衛能量與修復能力，也就跟著愈強。

■ 以巴金森氏症為例，臨床上常看到病患長時間帶著焦慮不安、想要掌控一切，或是害怕失控的心念。一旦病人意識到肢體顫抖、僵硬的背後，與內心心念情緒的連結，如果能調整心態、釋放情緒，當下顫抖與僵硬的情況就會大幅改善（請參閱頁一七三案例）。

■ 至於失智症除了可以由神經內科醫師，就背後大腦結構與功能退步的原因進行評估外，在大腦功能與能量連結上，早期健忘的階段，臨床案例可以看到透過練習能量運動獲得改善與穩定（請參閱頁一六七案例）。

要穩定神經系統，重點在於心念的學習成長，以及情緒的調整釋放，前述各個章節都提到許多重要觀念，以及各種幫助情緒穩定的方法，在頁二一七所介紹的「安定神經血管點」就是一個有助於神經系統快速穩定的方法。

II 預防心血管疾病　心血管疾病與高血壓、糖尿病、高血脂三高疾病，是除了惡性腫瘤之外，國人與許多先進國家的十大死因中，最主要的疾病。心血管疾病多數肇因於血壓、血糖、血脂長期控制不良所造成的結果，所以要預防心血管疾病，就要考量如何維持正常的血壓、血糖與血脂，而這與心念、情緒、壓力、飲食、運動、體重、睡眠等因素都息息相關。

太極、瑜伽、氣功等運動對於情緒放鬆和身體氣血循環都很有幫助，此外，靜心、靜坐等學習，對於心念與情緒的平穩也有很大的助益。以下介紹幾種有助於維持血壓、血糖、血脂穩定的能量運動：

i　**正念行走：**參見頁二三一，這個運動能夠幫助接地，有助氣血下降，進而讓血壓穩定。

ii　**平衡自律神經系統：**交感神經的亢奮，與血壓、血糖的上升有明顯的關聯。鎮定三焦有助降低交感神經的亢奮。一個簡單的方法是將雙手的五根指頭放在雙耳的上、下及後

想了解更多

請掃描 QR Code 觀看「平衡自律神經系統」能量運動示範影片。*https://reurl.cc/R45Obn*

方周圍，接著來回揉壓一到兩分鐘。雙耳周圍的位置，就是三焦經絡經過的位置，因此適度的按壓對於穩定及降低交感神經亢奮很有幫助。（參見圖21）

圖21　平衡自律神經系統

Ⅲ 預防免疫系統疾病　免疫系統是身體辨識與對抗微生物的重要系統，也參與身體損傷後的修復過程。包括情緒、壓力、睡眠、營養、藥物、腸道健康程度等因素，都會影響免疫系統的穩定。練習下列能量運動，有助於提升身體的免疫力：

i **敲四處**：眼睛下方承泣穴、鎖骨下方俞府穴、兩乳之間膻中穴（即免疫系統胸腺部

想了解更多

請掃描 QR Code 觀看「預防免疫系統疾病」能量運動示範影片。*https://youtu.be/uXHfMA8yAzo*

位），以及兩側乳下脾經位置，敲擊按壓這四個部位，有助於提升身體的能量及免疫系統。（參見圖22、23）

ii 調整肝經、脾經、三焦經：肝經、脾經與免疫系統相關，而三焦經與交感神經的活性有關，因此調整肝經、脾經及三焦經，有助於緩和壓力、減少焦慮，

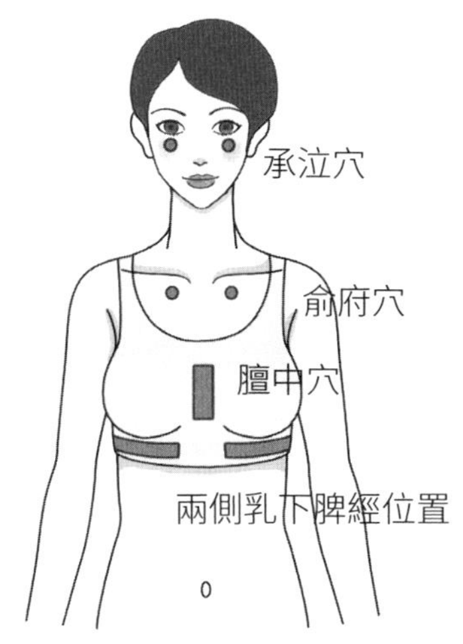

圖22　有助預防免疫系統疾病的四個位置

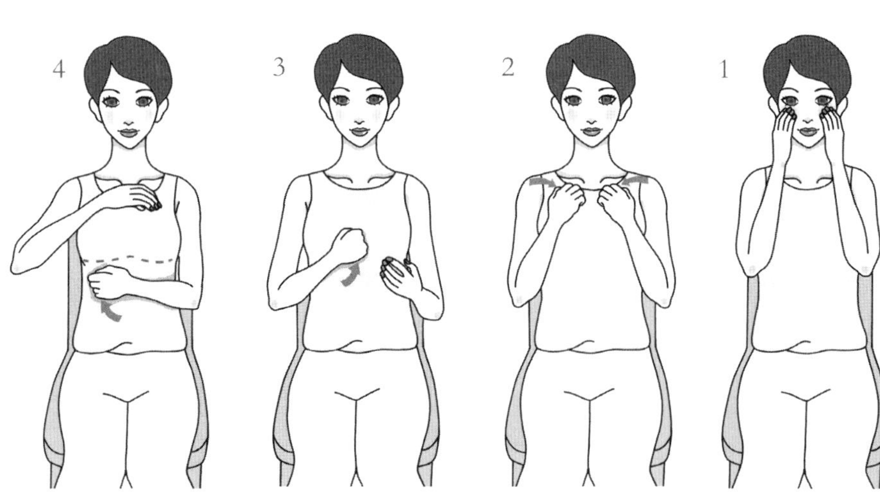

圖23　敲四處

也能幫助免疫系統的提升與穩定。練習方法如下（參見下頁圖 24）：

a 雙手互搓五到十秒後，用力甩一甩。

b 雙手手指覆蓋雙眼，輕輕按住，然後挪動手指至太陽穴。

c 一邊吸氣，一邊將手指移至耳後。

d 再一邊吐氣，一邊將手指移到脖子兩側。最後雙手在胸前交疊，慢慢放下。

e 將雙手移至兩側季肋部位（左右胸下方前側），再往下移動，經由兩邊下肢各自往前方下移至雙足兩側，然後加以按壓雙足。

f 雙手移到大腳趾內側，順著脾經的路徑，沿下肢內側往上，經腹股溝後再往上，順著身體側面來到腋下。

g 由腋下部位往下、往外送出。

想了解更多

請掃描 QR Code 觀看「調整肝經、脾經、三焦經」能量運動示範影片。*https://reurl.cc/Wd6qOy*

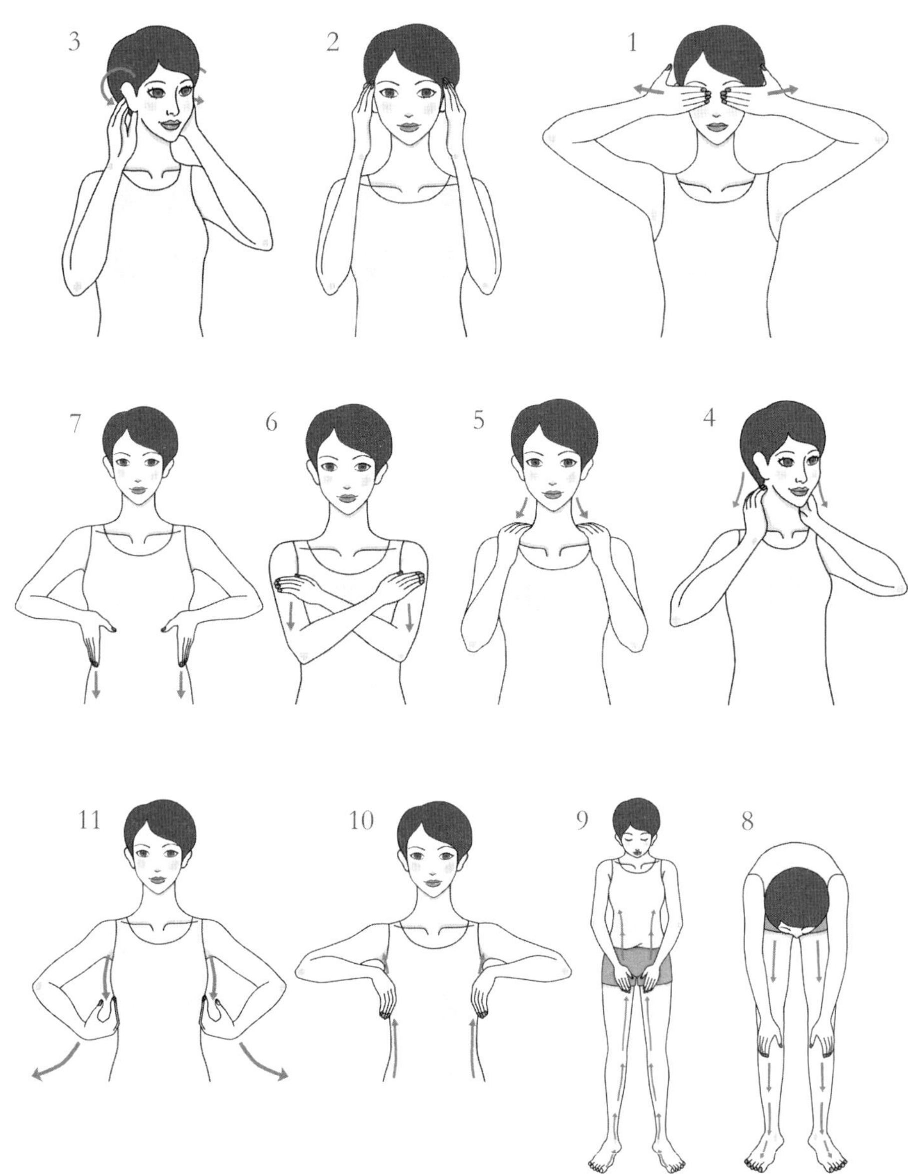

圖 24　調整肝經、脾經、三焦經能量運動

身體健康的根本在於維護體內環境的穩定，包括接觸的環境物質、日常飲食、呼吸的空氣，以及身體廢棄物適當定期的排泄清除等等。但影響身體的因素除了前述這些項目，常常被忽略的是持續在身體內運作，時時刻刻跟著我們成長，經歷一切的大腦，也就是所謂的「心念」與「情緒」。

在此，我們要談談維護身體健康的一個重要觀念——學習讓情緒流動、自然展現，不要壓抑情緒。

從小我們常會被長輩教育不能哭、要忍耐。但那些被壓抑下來的情緒，其實一直與事件發生的過程及情境記憶連結在一起，跟著我們長大，卻從未得到釋放。這些被壓抑的情緒，會在睡夢中、潛意識裡，或是進到某些場景時，被誘發出來，持續的在內心或身體內運作。

很多人都有經驗，當我們生氣、憤怒、極度焦慮或悲傷的時候，身體會有很大的變動，包括冒汗、流淚、胃痛、腹瀉、心跳加速、頭暈頭痛、血壓驟升或驟降、肌肉極度緊繃或內縮等生理反應，但是多數人常常忽略這些反應後續可能在潛意識層面持續運作，即使我們以為早已事過境遷，全然遺忘，但這些情緒帶來的影響很可能在身體持續作用長達數十年。

(6) 能量運動並無年齡或性別之分

能量運動能幫助人體各個能量系統穩定，並疏通阻塞能量，並沒有年齡與性別之分，只要願意學習，經常練習，就會有一定的助益。事實上，身體的「動」都是建基於大腦心念的運作，藉以移動肢體或碰觸某些能量點。如果可以學會強化心念與身體的連結能力，運用心念影響身體的移動能量，就可以達到同樣的效果，也就是外觀看似不動，但心念在體內行動，只是要學習到這樣的層次，就如同練功一樣，需要較長時間的學習與練習。

5 心念的學習與強化

心念的平穩是身體健康的關鍵，而這可以透過學習與練習，讓自己做得愈來愈好。接下來我們透過不同情境，看到心念的變化。首先觀想自己身處安靜的環境，坐在一張舒服的椅子上，接著想像以下三種情境：

(1) 焦慮的自己

雖然想著要放鬆，但腦子不斷冒出許多想法和念頭，情緒也跟著起起伏伏，接著出現了頭痛、肩頸痠痛的症狀，又想起明天要交的功課、要提給老闆的報告、要繳的帳單費用……真是令人坐立難安、心神不寧，明明身體已經很累、很想休息了，躺在床上卻怎麼也睡不著……

(2) 過勞的自己

全身痠痛、累到不行、四肢無力、精神不濟……好多好多的壓力，隨著各式各樣的念頭在腦海裡出沒迴盪，才剛躺下，頭一沾枕，沒一會兒就睡著了，只是每到半夜或清晨，卻又冷不防的從睡夢中驚醒，嚇出一身冷汗。

(3) 平靜、放鬆的自己

放鬆舒服的坐著，心情平和寧靜，偶有一些念頭冒出來，也有些許不太強烈的情緒掃過，能夠清楚察覺自己當下的想法、感受，但多數時候不會受到影響，也不會進入那些事件的故事情境中。

對於多數有壓力或焦慮情緒的人來說，第一種情境是常態，而第二種情境則是過度勞累的人常常有的狀態，這兩個情境也是現今社會多數人生活的寫照，至於第三種情境，則是大家都期望可以達到的狀態。基本上，能長期處在第三種情境的人，都是經由多年的學習與成長，心智水平或內在心境相對成熟穩定，對於周遭人事物的相處與應對，有一定的智慧與見地。雖然只有相對很少數的人才能長期處在那樣的狀態下，但是透過學習與練習，每個人都可以讓自己的生活愈來愈接近這種理想狀態。

6 心念能量的提升與心靈的成長

環境中的人事物往往是一種動態的存在，每個人的能量與周圍所有的人事物經常有所連結，尤其是和那些我們很在乎的人事物，彼此的連結能量會更強。而我們與人事物產生的連結能量有兩個特性，一是能量的性質，有的輕盈，有的沉重；二是能量的強度，也就是能量的動態消長。

人的心靈層次愈高，開悟、大愛、慈悲，愈能有利他的心念層次，則心靈能量的頻率就愈高；反之，愈是自我、怨懟、憤怒、狹隘的心念，心靈能量的頻率就愈低。人與人的關係中，幸福、喜悅、開心的關係能量是屬於輕盈、頻率高的能量；相對的，怨懟、委屈、生氣、悲傷的關係能量則是沉重、頻率低的能量。能量也會隨著時間流逝，在連結強度上呈動態消長。

如果我們帶著放鬆、開心、祝福的心念去關心在乎的人事物，那麼我們和對方的能量連結，就會是輕盈、舒服、高頻率的能量。相反的，如果我們帶著擔心、焦慮、害怕的心念去和周遭的人事物交流，就會在彼此之間形成一個沉重、有壓力、低頻率的能量連結。

我們的言語、行為、想法、念頭，在與周圍環境人事物的互動中，一直是動態的起伏消長，能量頻率也是時而輕盈、時而沉重。一旦我們帶著許多過去的記憶和當下眼前的人事物互動時，各種能量就會交織混合，大腦也被許多雜訊互相干擾，在這樣的情況下，很容易產生焦慮的感受，也會在不自覺中消耗許多的能量去調節與抗衡。

人類的一生，由出生到生命結束不過數十年。以今天人類平均壽命約八十年的時間來計算，其實不到三萬天，就算每天都寫一頁日記，這本人生的故事書，充其量也不過三萬頁的厚度。人的生命歷程從少兒期、青年期、中年期、老年期四個階段來看，少兒期與青年期是「學習」的基礎階段，中年期則是「心智成長」的期間，多數人在足夠的經驗累積與學習成長過程後，淬鍊出相當的智慧時，通常也已經邁入六十歲的耳順之年，進入老年階段。

許多成功的人，都經歷過許多考驗與挫折。一個人如果一帆風順，他學習成長的曲線通常會呈現極度緩慢的上升；反之，一個承受許多挫折、失敗或內心受創的人，心靈成長曲線就會進展快速且進步顯著。所以面對挫折或失敗，如果可以帶著像接受禮物一樣的歡喜心來迎接它們，知道這是一個奮力成長的機會來了，而不是逃避、抗拒、帶著害怕等諸多沉重的情緒，那麼，重新站起來、克服困難的能量動力就會大的多，這過程也會是我們成功的契機、與心靈智慧成長的一個禮物。

7 調控「心念流」

「心念流」的概念是指大腦活動中不同層次的想法與念頭彼此間的串連流動。神經醫學領域認為一個想法的形成，是一連串神經細胞的活動結果，從訊息認知與詮釋、擷取記憶資料庫，與影像、聲音、語文產生連結，觸動部分情緒記憶後，賦予事件意義，然後形成想法。而一個想法的形成，常會觸動另一個想法的形成，使得一個又一個想法持續的產生、連結、流動，這就是所謂的「心念流」。我們很容易在不自覺的情況下，進入許多想法的串流之中，例如每個人都有過短暫發呆的經驗，直到旁人呼喚才突然醒覺。

所謂「可調控的心念流」，意思是我們有能力經由調控心念流，開發大腦的功能，加強身體的連結與修復，促進健康，而不是任由想法念頭無端流動，一直消耗大腦的能量或被動承受情緒能量對身體帶來的衝擊，而情緒能量對身體造成的衝擊，正是透過大腦與身體的神經迴路連結，持續不斷的對身體的局部帶來刺激，在沒有意識到的狀態下，觸動了內分泌或免疫系統。

之所以要調控大腦與身體的連結，是希望透過學習，主動的讓大腦與身體形成一個穩定、均衡、全面性的連結，讓全身能量可以平穩的在身體各部位「巡行掃描」。時時刻刻我們都透過感官傳遞難以計量的訊息進入大腦，多數情況下，大腦是以「過濾」的方式，將無用的雜亂訊息篩除，留下有意義的訊息。而調控心念流，便是優化我們挑選過濾的方式，在我們忙碌因應各種外在訊息時，不會忽略身體發出的訊息。

事實上，只要靜下心，專注連結身體各個部位，善用「覺」的練習，大腦與身體的連結就會更緊密；我們可以透過「覺」的練習，讓心念有意識的到身體各處巡行，掃描身體各個部位。以下說明覺察皮膚、肌肉、關節、骨骼、內臟等器官訊息說明如下：

(1) 皮膚 從耳朵、臉部、手指、手掌、手臂、軀幹、大腿、小腿到足部等，身體所有部位的皮膚所感覺到的環境溫度、空氣流向，以及皮膚本身的感受，去覺察能量阻塞或疲累等訊息，然後試著把各個部位感受到的訊息組合起來，由點、線、面，進而串成整體的連結。

(2) 肌肉 包括頭皮、臉部、後頸、肩膀、軀幹、背部、腰部、臀部、手指、手腕、手肘、手臂、大腿、小腿、腳板、腳趾等身體各個部位的肌肉，去感受是繃緊、痠脹、疼痛，或兩側不對稱的拉力等，然後一個部位、一個部位的放鬆下來，同時讓彼此產生連結。

(3) 關節 去感覺頭臉、肩頸、軀幹、四肢、甚至到手指腳趾等身體各個部位的關節，覺察是僵硬、疲累、疼痛……等什麼樣的感覺，然後試著彼此連結，並且放鬆。

(4) 骨骼 如骨架結構的位置、對稱性、姿勢平衡或感覺負擔。

(5) 內臟器官 如心臟的跳動、腸道的氣體蠕動、內臟位置的結構等訊息。

(6) 身體各部位 透過不斷練習、學習與體驗，連結、感知的能力會增強，然後就可以進行身體各個部位的「巡行掃描」，覺察特定部位的訊息變化，如有異常狀況，也能加強修復，幫助身體健康共振，有效修復病灶。

(7) 大腦 大腦是人體的指揮中心，我們可以經由身體感官的訊息回傳到大腦，透過眼睛、耳朵、鼻腔、口腔，以及皮膚觸覺等訊息，產生覺察，強化連結，將訊息回流到大腦，感受神經路徑的能量流動，經由大腦的整體訊息、念頭的浮動變化，感受大腦的連結。雖然這個部分較不容易做到，但只要反覆學習與練習，就會有所進步。

除了提升神經訊息傳入的覺知能力，我們還可以學習控制大腦輸出的神經訊息。例如當我們準備抬起右手時，意念會瞬間由大腦連結到右手肌肉，準備抬起。當意念從大腦傳遞到身體特定部位的肌肉時，也會同時有神經訊息由肌肉傳回大腦，只是回傳的訊息較為微弱，大多數人不易感知到局部的訊息能量，若能不斷的練習，便可幫助意念連結的局部訊息增強。

如何強化特定部位的肌肉訊息回傳的能量，相關的訓練方法說明如下：

(1) 大腦的認知與學習　了解身體傳入、傳出的路徑與網路結構。

(2) 意念與傳出路徑　身體所有可以動作的部位都有相關的傳出路徑，只要有意念想活動某個部位或某條肌肉時，大腦的神經路徑就會直接即時的連結到該部位或特定肌肉上。

(3) 先試著動一動想要意念連結的部位　例如，想著「我要動右手食指的末端指節」，將注意力放在右手食指末端指節，然後試著去覺知右手食指的訊息，如果不太確定，就試著動一下右手食指的末端指節，確定意念有放在右手食指末端指節的部位，反覆練習幾次後，多數人會感覺到右手食指末端指節有一股脹脹的能量。

(4) 開始有感覺時，可以在不同手指的末端指節做練習　一旦感知訊息愈來愈明顯，就盡可能放鬆右手食指的末端指節，這時若仍然能夠感知到能量訊息集中在右手食指的末端指節，那麼就可以一個部位、一個部位的練習。可以從臉部、手指、手掌、腳趾、腳掌等腦部控制範圍最大的部位開始練習。

(5) 神經連結的練習，其實是「觀」的神經連結能力 意念到達身體的任何部位，神經迴路瞬間就會連結，傳出訊息到身體後，那個部位也會立即回傳訊息到我們的大腦。

(6) 當神經能量連結能力增強後，整個神經網路的能量連結也會跟著增強 這是可以做到讓能量在體內「巡行掃描」的層次，也就是身體外觀靜止不動，但意念在體內移動，這與傳統武術的內功心法觀念類似，需要長時間持續學習與進步。

(7) 身體的神經網路與全身各個器官，從肢體、心臟、呼吸器官、消化器官與腸道、腎臟與泌尿器官、皮膚、肌肉，到免疫系統、內分泌系統都有密切聯繫，當身體有完整穩定的神經網路時，一旦身體某部位功能異常、能量失衡，或出現結構改變時，大腦就會快速收到回傳訊息告知，可以盡快發出修復指令。因此讓身體能量穩定，自我修復的能力就會愈好，維持健康的能力就會愈強。

8 身體修復與人生功課

身體的健康取決於每日身體的損傷與修復的平衡狀態，大多數人身體的成長與功能，會在二十五到三十五歲之間處於高原期，三十五歲之後開始緩步下降。二十五歲之前，人體的修復能力比消耗損傷的能力更強，即使受損也能修復得很好，但三十五歲之後，修復能力減弱，一旦損傷就很難完全修復，開始累積問題，使得身體機能逐漸走下坡。

人體的健康曲線，由高原期到開始走下坡的時間點，經常也是多數人邁入工作事業打拚與建立伴侶關係的階段，這時個人往往承擔了更多壓力與情緒，也是開始要學習如何獨立自主、獨當一面的時候。

如果將心念與疾病的關聯、成長過程累積的種種情緒能量所導致的身體損傷，以及最終疾病產生的時間點標示一條曲線的話，人在三十歲前通常有較高的外傷機率，三十五歲之後高血壓、糖尿病乃至於心血管疾病、惡性腫瘤等慢性病，就會陸續發生。

成長過程中各種心念的衝擊與糾結，不同心念導致形成疾病的背後推力，壓力與焦慮下飲食習慣的改變、體重的變化，以及慢性病形成後造成的身體損傷，乃至於腦中風、心肌梗塞、腎臟病等或是惡性腫瘤等慢性病的形成，往往與身體年齡及健康曲線呈現線性關係。

雖然身體會隨著時間而日漸衰老，但每個人都有不同的人生功課要學習，每段因緣的會合與際遇，都是上天「最好的安排」。從出生到原生家庭的成長經歷、與父母兄弟等家人的關係，往往也都是承續自父母從各自原生家庭的學習模式與經驗而來，只是兄弟姊妹間會因個人特質以及與父母的緣分深淺，而有不同的學習與領會。

多數人的人生功課，往往都在於人我之間的關係，包括自我、父母、子女、手足、伴侶、同儕，或是衍生出來的金錢、健康等議題，這些不同人生階段的課題背後，經常會有珍貴的學習禮物，也是一個人心性或心靈層次成長的契機所在。一旦完成了人生的功課，心靈層次得以進階，就會進入下一個階段。

結語

以下是本書的綜合摘要，也是我們在推廣「心念醫療」時，最重要的核心概念：

1 心念是身體各種疾病背後的重要因素，經常也是推動疾病的力量。

2 認知、想法、感受、情緒、表達、活動，是人類日常生活的基本能力，其中想法及情緒與身體器官組織的穩定健康有密切的關聯，也是多數人一輩子要學習的功課。

3 身、心、靈是維護健康的重要方向；彼此間環環相扣，交互作用，缺一不可。

4 所有的起心動念都會瞬間與身體連結。成年人的大腦重量約一．三公斤，其中卻有百億個神經細胞，神經細胞與神經細胞之間有著密集的橫向與縱向的連結，同時與我們的軀幹、肢體末梢都有著非常綿密的神經網路系統連結，可以說我們的身體是個極度完整又複雜的「神經網路」。念頭與身體的連結往往是瞬間的，當念頭升起時，大腦內的神經傳遞會以平均每秒三十公尺的速度，即刻連結腦部的神經細胞，大腦神經迴路以每秒來回兩百次的頻率，經由神經路徑釋出訊息，串連全身的神經網路系統、免疫系統、內分泌系統，乃至於全身的器官臟腑。

5 連結著強烈情緒的記憶會持續影響身體，各種心念活動，只要是大腦的感官訊息，一旦造成強烈的情緒衝擊，即使已經是陳年往事，都可能不斷影響著身體。如果能夠移除事件造成的強烈情緒連結，疾病症狀有可能得到快速緩解，各種慢性疾病、如高血壓、糖尿病、慢性疼痛、慢性疲勞症候群、自體免疫疾病，或是惡性腫瘤等疾病，甚至能夠逆轉、痊癒。

6 心念的浮動牽動著全身神經網路。心念是一種能量，我們對於周遭環境人事物的在乎、衝突、糾結等放不下的種種心念都是一股能量，串連著所有相關的人事物，也影響著彼此。

7 心念是能量的活動，人的物質身體由於有時間限制，必然有所謂的死亡。死亡過程是物質崩解與回歸能量的狀態，但能量是不滅的，人體即使死亡，能量仍然會存續，其中包括人的強烈心念與情緒，即使身體已經不復存在，但糾結的心念不只會影響我們物質狀態的身體，也會干擾我們與周遭連結的能量場域。

8 心念的力量，無遠弗屆，所有的物質都是由較低頻率的能量構成，但心念的能量傳遞沒有時間、空間的限制。過去、現在、未來的時間觀念，是物質體在感官下所產生的概念。在能量場域內，過去既是現在，也是未來，在能量療法中，身體的過去、現在與未來，都是連結在一起的。

9 人類藉著高度開發的大腦，發揮了強大的心念運作能力開創了許多的文明，卻也伴隨著強烈的情緒能量，成為累積身體內傷與疾病的重要原因。

10 維護身體健康有一個基本且極為重要的方向，即是學習讓心念平和寬廣，有愛心、慈悲心，進而讓智慧得到提升。

11 所有生命與非生命的物質生態都是「共生」的。我們的身體，如消化道，也是與許多微生物共生、共存，藉以達到平衡，一旦平衡遭到破壞，往往會成為致病的重要原因。

12 身體是高度密集的神經網路，也是精細的能量體。盡可能善用且積極開發神經系統的功能，發揮利益眾生的善能量，是人類修行與成長的重要方向。

13 大腦具高度可塑性，人體從基因、細胞到器官，都是由大腦指令調控。大腦與身體的連結愈穩定，身體就會愈健康，愈容易修復。

14 從能量層面來看，所有的生命與物質都是連結在一起的。每個物質體的人生學習旅程必然要面對生命的終點，雖然物質的身體有生有滅，但能量體則沒有生滅。

15 人生的旅程或是各種生命的形式，都只是能量體藉以體驗、學習、成長的過程。祝福所有的因緣，也感恩、祝福所有的讀者，祈願安康、如意。

國家圖書館出版品預行編目（CIP）資料

心念自癒力：突破中醫、西醫的心療法 / 許瑞云、鄭先安作. -- 第一版. -- 臺北市：遠見天下文化, 2020.07
面； 公分. -- (健康生活 ; BGH194)
ISBN 978-986-479-976-3(平裝)

1.心靈療法 2.身心關係

418.98 109004515

健康生活 BGH 194B

心念自癒力

突破中醫、西醫的心療法

作者 — 許瑞云、鄭先安
文字協力— 廖慧君

總編輯 — 吳佩穎
人文館資深總監 — 楊郁慧
責任編輯 — 許景理（特約）、楊郁慧
插畫 — 小瓶仔（特約）
美術設計 — 鄒佳幗
內頁排版 — 蔚藍鯨（特約）
封面照片 — 泰坦攝影

出版者 — 遠見天下文化出版股份有限公司
創辦人 — 高希均、王力行
遠見・天下文化 事業群榮譽董事長 — 高希均
遠見・天下文化 事業群董事長 — 王力行
天下文化社長 — 王力行
天下文化總經理 — 鄧瑋羚
國際事務開發部兼版權中心總監 — 潘欣
法律顧問 — 理律法律事務所陳長文律師
著作權顧問 — 魏啟翔律師
社址 — 臺北市104松江路93巷1號
讀者服務專線 — 02-2662-0012｜傳真 — 02-2662-0007；02-2662-0009
電子郵件信箱 — cwpc@cwgv.com.tw
直接郵撥帳號 — 1326703-6　遠見天下文化出版股份有限公司

製版廠 — 中原造像股份有限公司
印刷廠 — 中原造像股份有限公司
裝訂廠 — 中原造像股份有限公司
登記證 — 局版臺業字第2517號
總經銷 — 大和書報圖書股份有限公司｜電話 — 02-8990-2588
出版日期 — 2022 年 5 月 31 日第二版第一次印行
2024 年 5 月 4 日第二版第六次印行

定價 — NT 420 元
EAN — 4713510943120
書號 — BGH 194B
天下文化官網 — bookzone.cwgv.com.tw

天下文化
BELIEVE IN READING